frauen & gender

Kultur | Forschung | Gesundheit

Printausgabe 978-3-938580-70-7
ebook (PDF) 978-3-938580-57-8
ebook (epub) 978-3-938580-58-4
3. Auflage, 2016

DIAMETRIC VERLAG Jutta A. Wilke e. K.
Versbacher Str. 181, D-97078 Würzburg
Fon: +49(0)931-7841230, Fax: +49(0)931-7841231
info@diametric-verlag.de

Umschlaggestaltung: Maneis Arbab, Höchberg
Korrektorat: Inlitura, Annett Keck, Börnichen
Druck: SDL oHG, Berlin

Unter www.diametric-verlag.de finden Sie

- unser aktuelles Verlagsprogramm
- kostenlos in alle Titel »reinlesen«
- unsere eBook-Reihe
- Frauengesundheit *kurz & kritisch*

Wichtiger Hinweis: Die im Buch veröffentlichten Informationen und
Empfehlungen wurden mit größter Sorgfalt von Verfasserin und Verlag
erarbeitet und geprüft. Eine Garantie kann jedoch nicht übernommen
werden. Ebenso ist eine Haftung der Verfasserin bzw. des Verlages
und seiner Beauftragten für Personen-, Sach- oder Vermögensschä-
den ausgeschlossen.

Geschützte Warennamen (Warenzeichen) werden nicht immer
kenntlich gemacht. Aus dem Fehlen eines Hinweises kann nicht
geschlossen werden, dass es sich um einen freien Warennamen
handelt. Methode Wildwuchs® und Goaching® sind als Wortmarken
rechtlich geschützt. Auf die Kennzeichnung im weiteren Text wurde im Hinblick auf die Lesefreundlichkeit im Einvernehmen mit den
Rechteinhaberinnen verzichtet.

Gabriele Pröll

Die „glückliche“ Gebärmutter

Innere Bilder – selbstheilende Kraft bei Unterbauchbeschwerden

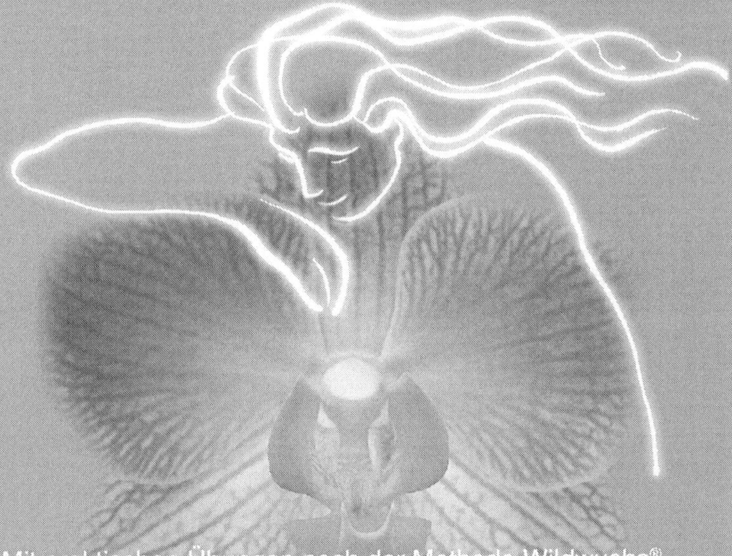

Mit praktischen Übungen nach der Methode Wildwuchs®

DIAMETRIC VERLAG

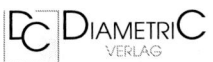

Dieses Buch ist allen Gebärmüttern dieser Welt gewidmet. Mögen sie sich in ihrer ganzen Macht und Würde aufrichten und ein starkes Bündnis mit den Frauen eingehen, die ihre Energie in sich tragen.
Dr. Gabriele Pröll

Die hier verwendete weibliche Sprachform gilt für beide Geschlechter.

Inhalt

Die „glückliche" Gebärmutter

Einleitung

Gesundheit ist weniger ein Zustand als eine Haltung, und sie gedeiht mit der Freude am Leben. (Thomas von Aquin)

Unterleibsbeschwerden sind ein sehr häufiges Phänomen in unserer Gesellschaft. Wenn wir davon ausgehen, dass 90 Prozent der Frauen Menstruationsbeschwerden haben, jede zehnte Frau an Endometriose, ein Drittel aller über 30-Jährigen an Myomen leidet, jedes siebte Paar von unerfülltem Kinderwunsch betroffen ist und 30 Prozent der Frauen keinen Orgasmus bekommen, macht das schon betroffen.

Betrachtet frau den weiblichen Unterleib im kulturhistorischen Kontext, wird besser verständlich, warum diese Beschwerden so häufig auftreten. Denn Unterleibsbeschwerden sind mehr als die Summe ihrer Symptome. Und unser Körper ist nicht nur ein natürlicher Organismus, sondern Treffpunkt von persönlicher, sozialer und kultureller Geschichte, die wesentlich zur Entstehung von Beschwerden beitragen kann. Eine kurze Reise durch die kulturhistorische Geschichte der Gebärmutter zeigt, wie Beschwerdebilder als ein Ausdruck von kulturell irritierter weiblicher Körperlichkeit zu verstehen sind.

Bei der Heilung von Unterleibsbeschwerden geht es also um mehr als um eine körperliche Behandlung oder Operation. Es geht um die Heilung von entwürdigter Weiblichkeit, um einen Wandel des Frauenbildes. Heilung in diesem Sinne bedeutet den Vollzug eines Abschieds aus einer überfordernden, masochistischen Frauenrolle hinein in ein lustvolles, wohlgenährtes und geachtetes Frausein.

Heute bestimmen die Optimierung des Menschen und damit der Anspruch, allzeit störungsfrei zu funktionieren, in einem ho-

Die „glückliche" Gebärmutter

hen Maße unser westliches Wertesystem, in dem es vor allem um kommerziellen Erfolg, Effizienz und Gewinnmaximierung geht. Es genießen diejenigen hohes Ansehen, die Geld, Macht und Status haben. Fähigkeiten wie Fürsorge, Empathie und soziales Engagement erfahren dagegen weit geringere Wertschätzung. Dazu brauchen wir uns nur einmal anzuschauen, wie die Alten- und Krankenpflege oder die Arbeit im Kindergarten, wo mehrheitlich Frauen beschäftigt sind, monetär und gesellschaftlich honoriert werden, und dies mit Jobs in Banken, Börsen und Versicherungen, die nur mit »Papier« handeln, vergleichen.

In der Selbstheilungsarbeit mit inneren Bildern spielen diese kollektiven und persönlichen Faktoren eine zentrale Rolle. Die Methode Wildwuchs ist eine Form dieser Selbstheilungsarbeit, bei der die Beschwerden mit Hilfe innerer Bilder erkundet werden, um das daraus gewonnene Wissen zur Entwicklung eines ganz persönlichen Selbstheilungsprogramms zu nutzen. Wie dabei die inneren Bilder funktionieren und was sie in uns bewirken, hat die Wissenschaft in den letzten Jahren intensiv beschäftigt. Mit teilweise erstaunlichen Ergebnissen, die bei dieser Methode für die Selbstheilungsarbeit genutzt werden.

Und es geht um die sich bietenden Möglichkeiten, Chancen und einfachen praktischen Ansätze für den eigenen heilsamen Umgang mit Unterleibsbeschwerden. Beginnen wir also damit, unseren Körper nicht länger als »Problemzone« zu betrachten und unsere Energie dafür zu verschwenden, ihn an äußere Normen anzupassen, sondern erlauben wir uns stattdessen, einfach so zu sein, wie wir sind: mit unseren einzigartigen Körpern, Brüsten, Bäuchen und »Vaginas«.

Eine kurze Reise durch die Kulturgeschichte der Gebärmutter

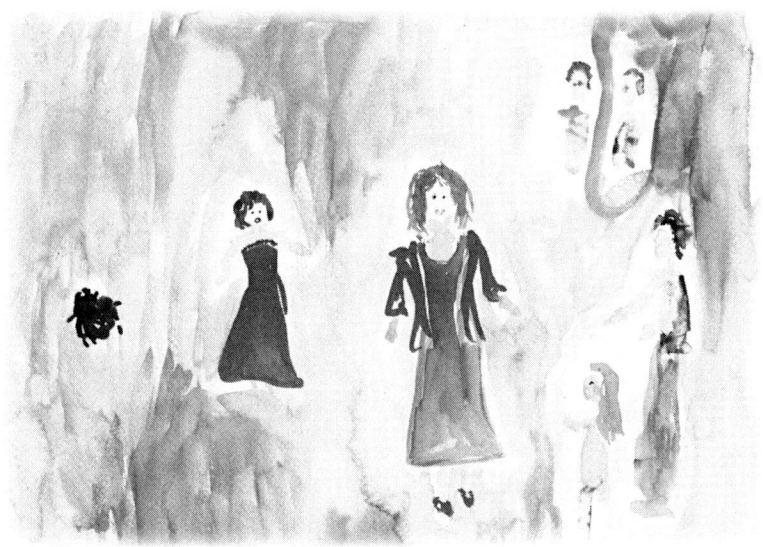

Klientinnenbild: Heilungsvisualisierung

Die schöpferischen weiblichen Heilkräfte

Der Körper weiß mehr, als wir denken.

Weibliche Weisheit wurde in alter Zeit aus Erkenntnissen des Leibes gewonnen und entwickelte sich lange vor der Zeit des männlich geprägten »Logos«, des Verstandes. Frauen schöpften Wissen aus ihrer Körperweisheit, oft an bestimmten heiligen Orten und zu besonderen Zeiten, zum Beispiel in der Zeit der Blutung.

Die Historikerin Barbara Duden schreibt von einer Leibgebundenheit im 18. Jahrhundert, wo Frauen nicht vom Körper sprachen, sondern selbst ihr Körper waren.[1] Sie verwendeten eine Vielzahl an Worten, wie zum Beispiel Ziehen, Reißen, Treiben, Pochen, Fließen, Verkrampfen; und sie drückten aus, was sie durch inneres Tasten, Berühren, Anfühlen erfuhren. Sinnesempfindungen spielten also eine große Rolle, und allein für den Geruchssinn gab es beispielsweise noch vor 200 Jahren mehr als 180 Wörter.

Der Leib als »Innenraum« war Schauplatz von Störungen im Beziehungsfeld. Das Innere war noch unsichtbar, Frauen verließen sich auf das Spüren der Flüsse in sich, die Ärztin verließ sich auf die Schilderungen der Frauen und auf das Erkunden der Flüssigkeiten, die nach außen kamen. Meist wussten die Frauen genau, was bei ihnen los war, sie diagnostizierten und behandelten sich auch selbst, die Ärztin hörte zu, bestätigte und verschrieb. Es gab die Vorstellung davon, dass Gefühle im Leib sind und dort wirken. Beispielsweise war der Zorn als Verkrampfung spürbar, die eine Öffnung blockiert. Die nicht ausgeleitete Wut zeigte sich zum Beispiel spiegelbildlich als Krampf in der Gebärmutter. Es wurden deshalb Mittel verschrieben, die den Körper wieder öffneten.

Tatsache ist auch, dass unser Körper und unsere Sinne viel rascher auf Eindrücke reagieren als unser sprachliches Denken. Alle

Erfahrungen sind in unseren Zellen gespeichert und können auch wieder abgerufen werden. Dabei ist der körperliche »innere Tastsinn« ganz entscheidend für weibliche Identität. Denn körperliche Vorgänge, wie Zyklus, Menstruation, Sexualität, Schwangerschaft und Geburt, werden nicht nur äußerlich, sondern vor allem innerlich empfunden. Die Frau ist als Trägerin ihrer Gebärmutter Hüterin des Werdens und Vergehens, sie hat Macht über Leben und Tod, begleitet Übergänge, gebiert Kinder und wäscht die Toten. Sie handelt aus einer inneren Weisheit heraus, die viel mit ihren leiblichen Rhythmen und leib-seelischen Potentialen zu tun hat.

Mit der Entwicklung moderner Medizin wurde uns die Kompetenz aus der Hand genommen. Die Geburt eines Kindes zum Beispiel war über lange Zeit eine Sache zwischen Mutter und Kind – mit Hilfe von Hebamme sowie verwandten und benachbarten Frauen. In der modernen Medizin wurde das Gebären zur Krankheit, die Gebärende kam ins Krankenhaus. Sprachlich wurde aus dem Kind ein »Fötus« und aus der Frau ein »uterines Versorgungssystem«.

Das Unregulierte wurde pathologisiert, und die pathologische Frau wurde zur Norm. Alle Übergänge, wie Geburt, Pubertät, Wechseljahre und Sterben, wurden zu pathologischen Phasen und mussten medizinisch kontrolliert werden. Der Körper wurde nicht mehr von uns Frauen selbst wahrgenommen, sondern durch einen männlich-medizinischen Blick. Der natürliche Körper wurde anstößig, und gutes Benehmen, Selbstbeherrschung, Hygiene, Pflege und Ordnung traten in den Vordergrund. Sinneswahrnehmungen wie Schmecken, Riechen und Fühlen wurden reduziert und das Sehen verstärkt kultiviert.

War einst der Fluss der Körpersäfte für Gesundheit und Wohlbefinden wichtig, sollte der neue Körper verschlossen sein, nicht riechen, nicht schwitzen, durfte sich nicht verströmen und wurde zum Objekt für Medizin und Kosmetikindustrie. Die Vernunft kontrollierte und leitete den Leib.

Aber den Körper selbst wieder sinnlich wahrzunehmen und ihn Erlebtes auch ausdrücken zu lassen, ist wesentlich für Heilung und Gesundung. In Selbstheilungsprozessen erkunden Frauen bestimmte Orte und Organe im Körper durch inneres Sehen, Hören, Riechen, Schmecken und Ertasten, aber auch durch den Dialog mit dem Körper und/oder den Organen. Hier wird also auch Sprache wichtig, und gerade beim Unterleib fehlen oft die passenden Worte.

Das griechische Wort für Gebärmutter ist ursprünglich »Hystera« oder »Delphi«. Das Orakel von Delphi wurde von Priesterinnen aus dem symbolisch Weiblichen, der Vulva, gelesen, was auch »Kelch« oder »Schale« bedeutet. »Volven« oder »Völva« nannten die nordischen Völker die weisen Frauen und Seherinnen. Später wurde die Bezeichnung Vulva durch den medizinischen Begriff »Uterus« verdrängt und zunehmend mit dem äußeren Genital verbunden.

Der medizinisch verwendete Begriff »Uterus« wird auch mit »Fruchthalter« oder »Brutraum« gleichgesetzt. Die Frau wird hier zum Behälter für das Kind, und die Gebärmutter wird auf das Kinderkriegen reduziert. Aus dieser Sichtweise wird die Gebärmutter in den Wechseljahren zu einem überflüssigen Organ, das schon bei kleinen Problemen entfernt wird. Mann spricht hier von einer »Amputation der Gebärmutter«, von »Beckensanierung« oder »Totaloperation« oder dem »40er-Service«, bei dem die Frau »ausgeräumt« wird.

Dabei ist die Gebärmutter weit mehr als nur ein Organ. Sie ist das zentrale weibliche Energiefeld, der Sitz der weiblichen Seele. Im Mittelalter gab es zahlreiche zum Teil religiöse Metaphern für die Gebärmutter, zum Beispiel der »verborgene Garten«, die »Festung«, die »Kammer«, der »Paradieses-Schoß«, der »Tempel Jerusalems«.[2]

In der chinesischen Tradition wird die Gebärmutter »himmlischer Palast«, »schützender Palast« oder auch »Blutsee« genannt.[3] Die feministische Theologin Gunhild Buse erzählt von Frauen, die ebenfalls sehr liebevolle Namen für ihre Gebärmutter gefunden haben, wie »Schatzkästlein«, »kleiner Schrein«, »schützende Höhle«,

»Goldstück«, »mein Sönnchen«, »Wiege« oder »mein kleines Öfchen«.[4]

Die Frauen in meiner Beratungspraxis wählen häufig spirituell und auch sexuell ausgerichtete Namen, zum Beispiel: Tempel, Kathedrale, Lustgrotte. Andere Assoziationen von Seminarteilnehmerinnen zur Gebärmutter sind: Höhle, Liebesnest, Wärme, Schutz, Zentrum, elastisch, Ursprung, Kraft, Leben, Intuition, Quelle, Lebensenergie, Weisheit, Sicherheit, Geborgenheit, Flexibilität, Weiblichkeit, Tor, Freiheit, Fokus, Göttlichkeit, Spontanität, Sein, Vertrauen, Ich. Der weibliche Unterleib bzw. die Gebärmutter werden als Ort des Heilens »heil« und zugleich als heiliger Ort »heilig« beschrieben, und viele meiner Klientinnen erleben die Verbindung tatsächlich direkt im Heilungsprozess.

Da dem weiblichen Unterleib auch etwas »Dunkles«, Geheimnisvolles, Tabuisiertes anhaftet, das zu Fantasien anregt, reicht das Spektrum der Zuschreibungen und Eigenschaften von der hysterischen, unberechenbaren, gierig verschlingenden Gebärmutter bis hin zur sexuellen Ware, dem Besitz und Objekt Frau.

Um Unterleibsbeschwerden der Gegenwart besser zu verstehen, muss frau sich vor Augen halten, welchem Wandel die Bedeutung der Gebärmutter im Laufe der Kulturgeschichte unterworfen war und was diese gesellschaftliche Umdeutung konkret in uns bewirkt: von dem einst in der Mythologie als Ursprung des Lebens verehrten weiblichen Prinzip bis hin zu unserem heutigen Verständnis, das die weiblichen Organe auf reine Reproduktion reduziert.

Die machtvolle Gebärmutter

Erzählen die Schöpfungsmythen noch von der Urmutter als Schöpferin und Gestalterin der Welt, die in den Legenden vieler Kulturen als große Göttin das Weltenei gebar, bezeichnen die Philosophen der Antike die Gebärmutter bereits verächtlich als Quelle »*entsetzlicher Schmerzen und die Ursache tausendfachen Übels*«.[5] Und noch im 19. Jahrhundert vertraten Ärzte die Auffassung, dass Bildung für Frauen ungesund sei, weil zu viel Blut im Kopf gebraucht würde, was zu Lasten der Fruchtbarkeit ginge. Frauen wurden dabei als eine Art zeugungsunfähiger Männer gesehen, weil sie nicht imstande waren, Samen in sich ausreifen zu lassen. Die weibliche Eizelle wurde erst 1827 durch Karl Ernst von Baer entdeckt.

Der Mann machte also die Kinder, die Frau war nur das Gefäß dafür. Ging alles gut, war das Kind ein Abbild des Vaters, also ein Knabe. Das Mädchen wurde dagegen als Missgeburt empfunden. So wurden die großen Leistungen und Fähigkeiten des weiblichen Körpers umgedeutet in Mängel, Fehler und Missbildungen – auch ein Ausdruck der über Jahrhunderte andauernden Versuche, der Macht der Gebärmutter Herr zu werden.

Zwei Beispiele aus dem Fundus der Mythenforscherin Andrea Dechant, die speziell diese Macht der Gebärmutter betonen: **Cerridwen** und die **Ge-Bärmutter**

Cerridwen kocht im Kessel das geheimnisvolle Gebräu, das Heilung auf allen Ebenen bringt. Kessel und Topf sind Symbole dafür, was Frauen tun: nämlich aus ihrer Kraft schöpfen, gebären, nähren, wachsen lassen, bewahren und heilen. Der Kessel der Cerridwen steht auch für den Bauchkessel, für die Gebärmutter der Frauen als »heiliges Gefäß«.

In Überlieferungen aus vorchristlicher Zeit und auch in vielen Märchen und Hexengeschichten wurde die Gebärmutter als Kessel dargestellt. Der weibliche Kessel war ein zentrales Symbol des heidnischen Glaubens und galt als Quelle der heiligen Wandlung, der Weisheit, Erkenntniskraft und Magie. Im Mittelalter wurde er als Hexenkessel verteufelt und vom christlichen Kreuz verdrängt, das für die Endgültigkeit, den Tod, die Wiederauferstehung und für Belohnung oder Bestrafung stand.

Die **Ge-Bärmutter,** die **Bärgöttin**, die auch »Percht« oder »Bärmuada« genannt wird, ist diejenige, die Leben bringt und gleichzeitig den Tod als Übergang in eine neue Phase symbolisiert.[6] Dass hier nicht nur der Bär bzw. die Bärin, sondern vor allem die Gebärmutter gemeint ist, liegt auf der Hand. In Europa wurden Bären rituell verehrt, und es wurden ihnen besondere Heilkräfte zugesprochen. Frauen erhofften sich von der Bärinnenkraft Kindersegen.

Auch ich kam in meiner Kindheit in Berührung mit der »Bärmuada«, die besonders in den Raunächten zugegen war und mit der wilden Jagd herumzog. Meine Geschichte dazu erzähle ich im dritten Teil des Buches.

Die Kulte in vorindustriellen Ackerbaugesellschaften waren geprägt vom mystischen Bezug zwischen der Fruchtbarkeit des Bodens und der Kraft der Frau. Unzählige Ausgrabungen von weiblichen Figuren, wie zum Beispiel die der Venus von Willendorf, bezeugen, wie groß die Verehrung der Frau einst war, und die indigene Bevölkerung der Anden beispielsweise verehrt auch heute noch »Mutter Erde«. Eine Symbolik, die auf die enge Verbindung von universellem Mutterschoß und der Gebärmutter in jeder Frau[7] hinweist und die vom ewigen Kreislauf des Werdens und Vergehens erzählt, von der sich ewig erneuernden Erde, die uns aufnimmt, verwandelt und wieder »ausspuckt«, so wie die Gebärmutter sich regelmäßig erneuert, verwandelt, »ausspuckt« und gebiert. Dabei kam Höhlen eine große magisch-spirituelle Bedeutung zu, wie aus den Höhlenmalereien zu deuten ist.[8] Sie wurden als heilige Orte für weibliche Fruchtbarkeits-, Menstruations- und Geburtsrituale aufgesucht.[9]

Auch das Element Wasser als Lebensquelle spielte eine wichtige Rolle, weshalb der Brunnen als ein weiterer Ort der Weiblichkeit verehrt wurde, bis sich im Mittelalter die Kirche gegen diese Verehrung stellte und sie als »teuflische Fotze« kennzeichnete. An besonderen Stätten, oft mitten im Zentrum eines Ortes, befand sich ein Brunnen, der für die Bevölkerung die Gebärmutter und mit ihr die Fruchtbarkeit symbolisierte. Solche Brunnen findet frau auch heute noch. Sie können einem Ort Kraft und Ruhe verleihen, und Menschen sitzen rundherum, um diese fruchtbare Energie zu tanken, ohne die Bedeutung zu kennen.[10]

In Märchen wird das weibliche Prinzip unter anderem durch das Hinabsteigen in sich selbst verkörpert, wo Weisheit und Lösung gefunden werden, die fast immer mit Reichtum und Fülle zu tun haben. Meist kommt noch die Hilfe durch ein Tier hinzu, zum Beispiel durch die Kröte, die zur Verbündeten wird und weibliche Intuition und Weisheit verkörpert. Da in Zeiten des gesellschaftlichen Umbruchs Märchen auch als Erziehungs- und Hilfsmittel dienen, um bestimmte Wertvorstellungen und Rollenbilder zu festigen, handeln viele Erzählungen vom Wandel der starken, weisen Frau zu einem unterwürfigen, schutzbedürftigen Wesen, und zwar meist dann, wenn von der Zerstörung oder dem Diebstahl von Töpfen und Kesseln berichtet wird, was den Verlust weiblicher Kräfte symbolisiert. Wie im Märchen »König Drosselbart«, in dem der König alle Töpfe der Prinzessin zertrümmert und damit ihren Willen bricht. Er beraubt sie ihres Bauches und ihrer Fruchtbarkeit, und als sie verzweifelt die Scherben einsammelt, bietet er ihr die Hochzeit an.

Feministinnen wie Luisa Francia oder Jutta Voss (Theologin) gehen davon aus, dass das Christentum das Wissen der Frauen, ihre Macht und ihre Symbole übernommen und verändert hat. Die große Göttin wurde von Gott abgelöst, und aus dem Kessel, der mit Frauenblut gefüllt war, wurde der Kelch mit dem Blut Christi. Das Menstruationsblut wurde zum Opferblut. Der Kessel von Fruchtbarkeit und Leben wurde zum gefürchteten Kessel des Teufels, der Hexen und des Todes. Er musste gejagt und in Besitz genommen werden.[11] Von der Suche nach diesem mythischen Kessel oder Gefäß erzählen die Geschichten vom heiligen Gral. In ihrem Buch »Die weise Wunde Menstruation« bezeichnen Shuttle und Redgrove den Gral als das *begrabene weibliche Geheimnis*[12].

Ein anderer Aspekt verweist auf die Gebärmutter als gieriges, verschlingendes Tier, das die wilde, animalische Seite der weiblichen Sexualität symbolisierte. So existierte im süddeutschen Raum des 16. Jahrhunderts die Vorstellung von der »Gebärmutterkröte«, die im Inneren der Frau herumkriecht, weshalb Frauen zum Kurieren von Unterleibsbeschwerden sogenannte Gebärmutterkröten als Opfertiere formten. Auch die griechische Göttin Hekate, die die Geheimnisse der Natur enthüllen konnte, stand mit Frosch und Kröte in Verbindung[13] und wurde selbst oft als Tier beschrieben.

Die Theologin Jutta Voss, die rund 2.500 Bilder zum Thema Menstruation sammelte, fand eine Fülle von Bildern mit Schweinegöttinnen, so zum Beispiel Hys, das heilige Schwein. »Hys« ist das griechische Wort für Schwein und »Hystera« für Gebärmutter. In der Schweinegöttin wurde die Vollmacht der Frau, zyklisch zu leben und zu gebären, religiös dargestellt.[14] Eine ursprüngliche Kraft und Stärke in jeder Frau, die durch die »wilde Sau« symbolisiert wird, und zu der wir erst wieder zurückfinden müssen.

Da die Gebärmutter als ein eigenständiges Wesen gedeutet und verehrt wurde, das zu dieser Zeit noch nicht sichtbar und somit auch nicht zu kontrollieren war, wollte der Mann ihrer Herr werden und ihr im wahrsten Sinne des Wortes »zu Leibe rücken«.

Schuld und Scham als christliches Geschenk

Im Alten Testament wird die Gebärmutter (rächäm) nach dem Herz als inneres Organ am häufigsten genannt, und Gott war Besitzer einer Gebärmutter.[15] Die Gebärmutter wurde als Sitz von Mitgefühl und Barmherzigkeit beschrieben und hatte heilende Kraft. Ein hoch angesehenes Organ, das deswegen aus der Kirche verbannt wurde, die das heilige weibliche Blut der Fruchtbarkeit und Wandlung durch das Tötungsblut von Jesus ersetzte und Männer zu Blutsbrüdern des Kirchenbundes ernannte.

Mit diesem Zugriff auf den weiblichen Unterleib schwächte das Christentum massiv die Position der Frauen, die in »die Heilige« und in »die Hure« separiert wurden. Als Nachfolgerinnen der verführerischen Eva mit der Erbschuld belastet, setzte Mann uns die keusche, selbstlose Figur der heiligen Maria, die nie menstruiert hat und ohne Geschlechtsverkehr schwanger wurde, als Frauen-Vorbild vor die Nase. Fortan waren Geist und Unterleib getrennt: Maria, vom heiligen Geist geschwängert, war ihres Unterleibs entledigt, der nun Maria Magdalena, der Hure und Sünderin, zugeteilt und, mit Schuld, Scham, Schmutz und Sünde beladen, zum Teufelswerk abgewertet wurde. Die Menstruation wurde zum Fluch umgedeutet – denn wir Frauen sollten monatlich als Strafe für unser sexuelles Begehren leiden. Die Verfolgung weiblicher kreativ-heilender Kräfte gipfelte in der mittelalterlichen Hexenverbrennung; genau zur deren Hochblüte kam der männliche Ärztestand auf, und Männer übernahmen das Wissen der weisen Heilerinnen.

Diese alte Schuldzuweisung ist tief in uns verwoben. Frauen, die zu mir in die Beratung kommen, berichten häufig über eine körperlich spürbare Abspaltung und Entwertung des Unterleibs, über eine gefühlte Blockade zwischen Oberkörper und Unterleib, die sie »das da unten« als abgetrennt bzw. nicht zu ihnen gehörend erleben lässt. Und wir Frauen neigen auch heute noch dazu, bereitwillig für alles und jeden die Schuld auf uns zu nehmen. Wir fühlen uns schuldig, wenn wir krank sind, Probleme haben, Hilfe brauchen, sexuell nicht oder zu lustvoll sind, nicht schwanger werden, wenn der Partner eine Geliebte hat oder wenn es den Familienangehörigen nicht gut geht. Achten Sie doch einmal darauf, wie oft Sie sich im Vergleich zu Männern entschuldigen oder einem Mann die Schuld abnehmen und sich für ihn entschuldigen. Selbst Frauen, die von ihren Männern gegen sich oder ihre Kinder Gewalt erfahren haben, meinen, daran schuld zu sein, oder sie versuchen zum Beispiel, die Schläge des Vaters an den Kindern wieder »gutzumachen«.

In der Beratung ist Schuld ein zentrales, ursächliches Thema, das Frauen sehr belasten kann. Und mit ursächlich meine ich, sich allein schon dafür schuldig zu fühlen, eine Frau zu sein. Klientinnen wird oft erst in der Beratung bewusst, dass sie als Mädchen unerwünscht oder weniger wert waren als Buben. Diese tief sitzende »Grundschuld« lässt sich daran beobachten, dass frau sich schon für ganz normale Dinge entschuldigt, zum Beispiel wenn sie auf die Toilette muss oder wenn der Darm während einer Visualisierung Geräusche macht. Oder für heilsames Fließen, wenn geschwitzt oder geweint wird. Oder wenn plötzlich die Regel einsetzt.

»Schuldige Frauen« tun sich verdammt schwer damit, ihre eigenen Bedürfnisse zu erkennen, sie von den Bedürfnissen anderer, die sie über lange Zeit in den Vordergrund gestellt und oft mit den eigenen verwechselt haben, zu unterscheiden und neu zu formulieren. Wenn sie dann wissen, was ihnen guttut und was sie für ihre Heilung brauchen, kommt sofort wieder die Schuld ins Spiel, indem sie glauben, im negativen Sinn egoistisch zu sein, sobald sie auf sich selbst achten.

Auch ein stark ausgeprägtes Harmoniebedürfnis kann Ausdruck von Schuldgefühlen sein. Viele von uns haben als Mädchen nicht gelernt, Konflikte auszutragen, zu streiten oder auch mal auf den Tisch zu hauen. Wir wurden dazu erzogen, auszugleichen und auszuhalten und nur ja keine Wut zu zeigen. Wenn Frauen dann auf ihre heilsamen Potentiale stoßen, sich trauen, Nein zu sagen und das zu tun, was ihnen selbst wichtig ist, berichten sie oft, wie dieses Verhalten große Schuldgefühle in ihnen auslöst. So machen sie sich selbst klein und schämen sich gleichzeitig dafür.

Die Scham ist eine Schwester der Schuld. Auch sie belastet den weiblichen Unterleib, wurde uns doch über Jahrhunderte vermittelt, dass wir uns aufgrund unserer Mangelhaftigkeit zu schämen haben.[16] Diese Scham hat Frauen über lange Zeit gelehrt, ihre Geschlechtlichkeit mit allen ihren Aspekten möglichst zu verstecken, was dazu führte, dass ihnen noch bis zum Beginn des 19. Jahrhunderts unterstellt wurde, sie seien von Natur aus falsch und hinterlistig, und Männer hätten sich deshalb vor weiblicher List und Täuschung zu schützen.[17] Gleichzeitig wurden Frauen dazu angehalten, Dinge nicht direkt, sondern eher von hinten oder über Dritte anzusprechen oder ganz den Mund zu halten.

Da Körper und Sexualität mit schambehafteter Sünde belegt waren, hatten Frauen sich für ihre Lust spendenden Sexualorgane im wahrsten Sinne des Wortes zu schämen. Begriffe wie »Schamlippen, Schambein, Schamhügel« unterstützen dieses Gefühl sprachlich und erinnern uns Frauen im Alltag ans Schämen. Niemand käme aber auf die Idee, den Penis eines Mannes als »Schamstengel« oder »Schambeutel« zu bezeichnen. Einzig die »Schamhaare« haben beide gemeinsam.

Manche Frauen, die in die Beratung kommen, tragen quasi als Sühne für ihre Lust das Bild einer schmutzigen, sündhaften Sexualität in sich. Sie werden rot vor Scham, und ihre Stimme wird leiser, wenn sie mir über ihre Sexualität erzählen. Sexueller Missbrauch oder Gewalt sind dabei ein häufig zu beobachtender Auslöser für Unterleibsbeschwerden. Wenn Frauen von gewalttätigen Übergriffen berichten oder über innere Bilder auf eine Missbrauchsgeschichte stoßen, schämen sie sich meist für das, was ihnen bzw. mit ihnen passiert ist. Sie geben sich selbst die Schuld daran, was ja durchaus einer gängigen gesellschaftlichen Überzeugung entspricht. Denken Sie nur an die aufreizende Kleidung, die angeblich eine Vergewaltigung provoziert. Ein anderes schauriges Beispiel pervertierter Schuld betrifft eine Frau in Dubai, die erst vergewaltigt und anschließend wegen außerehelichen Geschlechtsverkehrs von einem Gericht verurteilt wurde.

Manchmal habe ich den Eindruck, als dürften Frauen nur zwischen zwei Möglichkeiten wählen: entweder schuldbeladene Lust oder am Lustlosen leiden! Frauen, die zu mir in die Praxis kommen, haben durchwegs mehr Angst vor ihrer Lust als vor ihrem Leiden. Der Psychiater Dieter Beck (1935–1980) war der Überzeugung, dass Frauen Krankheit oft als eine Strafe für ein Vergehen empfinden: »Ein nicht seltenes Leiden, das mit unbewussten Schuldgefühlen zusammenhängt, sind chronische, funktionelle Bauchschmerzen bei Frauen …, die sich in einer Vielzahl von funktionellen Einzelsymptomen äußern wie diffuses Bauchweh, Regelschmerzen, Zwischenblutungen, Schmerzen beim Geschlechtsverkehr, Brennen beim Wasserlösen, Verstopfung usw. Unbewusste Schuldgefühle wegen genitaler Triebregungen und sexueller Gier führen zusammen mit realen Versagungen und Enttäuschungen im Leben als Frau zu diesen Beschwerden.«[18]

Becks Theorie trifft sicher nicht auf die Mehrheit der Frauen zu. Aber auch in meiner Arbeit ist das Phänomen zu beobachten, dass chronische Beschwerden unbewusst gepflegt werden, um sich vertraute männliche Zuwendung zu sichern – und sei es die eines Arztes. Das gilt insbesondere dann, wenn Frauen in einem »weiblichen Leidensumfeld« aufgewachsen sind und schon als Kind gelernt haben, dass schlechte Zuwendung besser ist als keine. *»Mich operiert immer wieder derselbe Gynäkologe, ein ganz fescher, gefühlvoller Mann«*, meinte eine Klientin, für die dieser Umstand in ihrer Krankengeschichte anscheinend sehr bedeutungsvoll war.

Dieser »weibliche Masochismus«, wie ich ihn nenne, raubt uns viel von unserer Lebendigkeit. Denn würden wir all die Energie, die wir aufwenden, um uns selbst kleinzuhalten, uns zu verstecken und nicht so zu zeigen, wie wir sind, für unsere Heilung einsetzen, könnten wir befreit in voller Größe und Verbundenheit in unserer Lust baden.

Die hysterische Frau

»Sei doch nicht so hysterisch!«, bekommen meist Frauen – selten Männer – zu hören, wenn sie laut werden oder ungewohnt heftig reagieren. Schade eigentlich – sind doch diese Zustände, wo wir uns »weiten«, etwas verrückt spielen oder unsere Wutkraft aus den Tiefen des Bauches aufsteigen lassen, sehr produktive Phasen, in denen wir uns öffnen und entwickeln können. Es sind die Chancen, uns selbst besser kennenzulernen, unsere scheinbar chaotischen Kräfte zu bündeln und sie zu unserem Lebensfaden zu »spinnen«. Unsere zyklischen und sexuellen Naturkräfte möchten gelebt und von uns gestaltet werden. Sie zeigen sich oft auf unverschämte oder schwer zu kontrollierende Weise, die uns daran erinnert, dass »Hystera« das griechische Wort für Gebärmutter und »Hys« das griechische Wort für Schwein ist und dass es darum geht, diese Energie der »göttlichen

Wildsau« zu befreien, die im Laufe der Geschichte eingesperrt und zum »rosa Hausschwein« domestiziert wurde.

Um die Gebärmutter zu kontrollieren bzw. sie in Besitz zu nehmen, haben Gynäkologen über Jahrhunderte hinweg mit oft sehr grausamen Methoden experimentiert und operiert. Viele Frauen sind an den Folgen dieser Eingriffe gestorben. So machte die männliche Gynäkologie große Fortschritte. Nur die Geburtshilfe blieb noch bis zum Ende des 19. Jahrhunderts in Frauenhänden. Da Frauen von Bildung ferngehalten wurden und Hebammen und Heilerinnen deshalb meist Analphabetinnen waren, konnten die Frauen den ungleichen Kampf um die »Herrschaft« über den weiblichen Unterleib nicht gewinnen. Sie handelten aus Erfahrungswissen, packten zu, während die Männer sich bildeten, Definitionen niederschrieben und sich um Titel kümmerten.

Ungeachtet der Tatsache, dass Frauen ohne Rücksicht auf körperliche Empfindsamkeiten in Ziegeleien, als Metallarbeiterinnen, Grubenarbeiterinnen, Köchinnen und bei der schwersten Feldarbeit tätig waren,[19] bildete die angeblich geringe Belastbarkeit aufgrund ihrer »biologischen Schwäche«, insbesondere während der Menstruation, ein Hauptargument gegen Ärztinnen. Denn blutende Frauen galten als unrein, minderwertig und unberechenbar. Auch schwangeren Frauen wurde eine besondere Labilität unterstellt, die zu Diebstahl oder sogar zum Kindsmord führen konnte. Die Botschaft dahinter war klar: Frauen waren defizitäre Wesen, die von allen Verantwortungen ferngehalten werden mussten.

Als weibliche Krankheit schlechthin galt dabei die Hysterie, die hauptsächlich im 19. und frühen 20. Jahrhundert in ganz Europa in einem geradezu epidemischen Ausmaß auftrat. Betroffen waren hauptsächlich Frauen zwischen dem 20. und 40. Lebensjahr. Als Ursache wurde eine Störung der Sexualität oder der Fruchtbarkeit angenommen, wobei Bildung als ein die Hysterie begünstigender

Umstand außer Zweifel stand, da eine gebildete Frau zu viel Blut im Kopf brauchte, was zu Lasten der Fruchtbarkeit ging. Als wirksamstes (Heil-)Mittel galt deshalb die Ehe, aber auch grausame Methoden, wie zum Beispiel der Einsatz von Stromstößen.

Die Hysterie, die auch als »Krankheit der Unangepasstheit« und »Verweigerung der Weiblichkeit«[20] bezeichnet wurde, war in dieser Zeit wohl mehr oder weniger die einzige Möglichkeit für Frauen, sich gegen das gesellschaftlich eng angelegte Korsett zu wehren, das sie auf Ehe und Kinderaufzucht festlegte. Erst 1952 wurde die Hysterie aus der Liste der Krankheiten gestrichen.[21]

Was hat das mit uns Frauen von heute zu tun?

Wir Frauen von heute haben unsere Gebärmütter weitgehend »aus der Hand gegeben« – und damit auch die Urkräfte, mit denen wir uns nicht mehr verbunden fühlen. Sie sind uns fremd geworden, machen uns manchmal sogar Angst, so dass wir unseren biologischen Fähigkeiten nicht mehr vertrauen können und deshalb gern bereit sind, der Gynäkologie das »Sich-Kümmern« zu übertragen.

Wie hart der Kampf um die Entscheidungshoheit über die Gebärmutter noch immer geführt wird, zeigen die Abtreibungsdebatten der letzten 30 Jahre. Wem gehört sie? Der Frau, dem Fötus oder dem Staat, der Kirche? Und alle wollen mitreden.

Fest steht auch, dass in Deutschland kein anderes Organ so häufig entfernt wird, ohne dass eine medizinische Notwendigkeit vorliegt, und in den USA Gebärmutteroperationen gleich nach dem Kaiserschnitt die häufigsten chirurgischen Eingriffe sind, obwohl nur die Hälfte der Bevölkerung weiblich ist.[22]

Gebärmutterentfernungen sind dabei eher regional als medizinisch bedingt und scheinen eng mit Bildung und Aufklärung zusammenzuhängen. So werden Frauen häufig von Gynäkolog*innen wegen Menstruationsproblemen, Myomen oder Zysten zu einer »Totaloperation« gedrängt, die dann laut Zweitmeinung meist gar nicht nötig ist.[23] Das Frauengesundheitszentrum Berlin geht sogar davon aus, dass eine Gebärmutterentfernung in 80 bis 90 Prozent der Fälle medizinisch nicht notwendig ist.[24]

Die Gynäkologie war und ist nach wie vor ein primär chirurgisches Fach, in dem Gebärmutteroperationen ein lukratives Geschäft darstellen. Wir Frauen sind deshalb gefordert, uns über die verschiedenen Behandlungsmethoden und alternativen Möglichkeiten zu informieren und auf Aufklärung zu pochen.

Neben der Gebärmutterentfernung ist die Kaiserschnittrate in ganz Europa stark angestiegen. Ein Kind einfach herauszuschneiden, nimmt zwar dem Geburtsvorgang den Schmerz, führt aber in der Folge häufig zu Komplikationen. Zum einen wird Frauen die Möglichkeit genommen, mit ihrer eigenen Kraft in Kontakt zu kommen, die sie in ihrem Frausein wachsen lässt. Zum anderen werden sie mit dem Kaiserschnitt in einer passiven Opferrolle gehalten bzw. bleiben freiwillig in dieser Abhängigkeit. In Österreich ist die Kaiserschnittrate bereits auf 30 Prozent gestiegen. Da die Auswirkungen auf die spätere Entwicklung des Kindes noch völlig unerforscht sind und gesundheitliche Nachteile vermutet werden, wird von politischer Seite versucht, die Rate zu verringern.[25]

Es sind nicht nur die weiblichen Organe, sondern es ist Weiblichkeit an sich, die in unserer Kultur pathologisiert werden. Geboren wird mehrheitlich in Krankenhäusern, Menstruation geht mit Beschwerden einher, und Wechseljahre werden zu krankhaften Zuständen. Es wird sehr viel für Mittelchen gegen weibliche Beschwerden geworben und wenig dafür getan, weibliche Zyklen und Phasen als natürlich, stärkend und positiv darzustellen.

Wenn ich in Schulen mit Mädchen arbeite, höre ich fast ausschließlich, dass Menstruation ekelig ist und weh tut, dass frau nichts merken darf, dass Schwangerschaft die berufliche Entwicklung verhindert, dass sie den Körper hässlich macht, dass eine Hausgeburt gefährlich und unvorstellbar ist und dass durch das Stillen die Brüste schlaff werden. Die jungen Mädchen sind intensiv damit beschäftigt, ihren Körper zu kontrollieren und zu verschönern, um einer Schlankheitsnorm zu entsprechen. Die meisten haben keine Lust, etwas über innere Vorgänge zu erfahren, weil das nicht attraktiv ist, nichts bringt, nicht trendig ist. Wenn sie Unterleibsbeschwerden haben, schlucken sie Medikamente, weil ihnen niemand sagt, dass es andere Möglichkeiten gibt, mit Schmerz umzugehen. Hier lässt sich eindeutig ablesen, wie gesellschaftliche Normen und Rahmenbedingungen junge Frauen formen.

In den USA gibt es bereits umfangreiche Bestrebungen der Medizin, die monatliche Blutung als »Irrtum der Natur« gänzlich abzuschaffen. Dazu wurden spezielle Hormonpräparate entwickelt, die die Menstruation dauerhaft unterdrücken.[26] Mit Pille, Hormonspiralen, Pflastern und Spritzen sind wir auf dem besten Weg zur regelfreien Frau, was übrigens 70 Prozent der in Kalifornien lebenden Frauen begrüßen.

Ähnlich ist es mit den Wechseljahren. In meinen Seminaren berichtet das Gros der Teilnehmerinnen, dass ihnen bei Beschwerden eine Hormonbehandlung angetragen wurde, obwohl die entsprechenden Medikamente im Verdacht stehen, unter anderem Brustkrebs zu fördern. Kaum eine Ärztin weist darauf hin, dass das Klimakterium eine Zeit ähnlich der Pubertät ist, in der frau in eine andere Phase wechselt, und kaum eine erfährt Unterstützung dabei, sich seelisch und emotional auf diesen Übergang einzulassen, ihn heilsam zu gestalten und die neue Zeit vorzubereiten. Nein, im Gegenteil: Diese Phase wird von der Pharmaindustrie in Kooperation mit Medizin und Medien intensiv als »behandlungsbedürftig« so aufbereitet und propagiert, dass wir bis in unsere Zellen hinein überzeugt sind, eine krankhafte Zeit vor uns zu haben.

Erst kürzlich hörte ich in einer multikulturellen Dokumentation eine afrikanische Frau über die Wechseljahre sagen: »*Wechseljahresbeschwerden? Bei uns gibt es so was nicht. Wir haben nicht das Geld, Werbung dafür zu machen.*« In asiatischen und afrikanischen Gesellschaften gibt es tatsächlich kaum Wechseljahresbeschwerden, was vor allem mit einer Aufwertung und einem höheren Status der älteren Frauen einhergeht, die nach der Menopause in den Rang der »weisen Frau« treten.[27]

Jede Kultur hat ihre eigenen Krankheiten und auch ihren speziellen Umgang damit, der eng mit dem religiösen, politischen und wirtschaftlichen System verwoben ist.

Die weibliche Fähigkeit, ein Kind in sich entstehen und wachsen zu lassen, war einst heilig und unantastbar. Was dabei im Körper einer Frau passiert, blieb lange Zeit verborgen. Heute wird die Eizelle dem Körper »einfach« entnommen, der Befruchtungsvorgang wird »operativ« durchgeführt, und das Kind wird zum Produkt, dessen Qualität »überprüft« und »optimiert« werden muss. Schwangere werden ständig untersucht und kontrolliert, um alle Risiken zu vermeiden, aber auch um Einfluss darauf zu nehmen, wer leben darf und wer nicht. Die pränatale Diagnostik zeigt bereits fatale Folgen, wenn alles ungeborene Leben, das nicht der Norm entspricht, quasi ausgerottet wird. Der weibliche Körper wird zerlegt, wieder neu zusammengesetzt und als Rohstoff für die Produktion von Menschenmaterial vermarktet.

Mit der Ablehnung der eigenen Natur und Körperlichkeit unterstützen wir eine Entwicklung, die darauf abzielt, die weiblichen

Rhythmen und Übergänge immer stärker zu reglementieren. Diese Unterdrückung lebendiger Weiblichkeit trägt auch zur steigenden Anzahl an Unterbauchbeschwerden bei.

Die meisten Unterleibsschmerzen beziehen sich auf das **prämenstruelle Syndrom** (PMS), unter dem 90 Prozent der Frauen leiden.[28] Dieser Begriff wurde erst in den 1980er Jahren geprägt und umfasst ca. 150 Symptome psychischer und physischer Veränderungen einige Tage vor Einsetzen der Blutung, was gleichsam bedeutet, dass so gut wie jede weibliche Regung in dieser Phase als krank eingestuft wird, was zugleich die Abwertung weiblicher Potentiale im Laufe der Geschichte widerspiegelt.[29]

Viele Frauen leiden auch unter **Dysmenorrhoe**. Dazu zählen vor allem Bauchkrämpfe in den ersten Tagen der Regel, aber auch Kopf- und Rückenschmerzen, Erbrechen, Durchfall oder Herzklopfen. In vielen Fällen werden Menstruationsbeschwerden als gesellschaftliches Phänomen über Generationen weitergegeben, das heißt, Frauen kennen das Problem schon von ihren Müttern und Großmüttern.

Etwa 70 bis 80 Prozent der chronischen Unterbauchschmerzen gehen auf **Endometriose** zurück, ebenso 30 bis 50 Prozent der Fälle von Unfruchtbarkeit. Dabei handelt es sich um eine gutartige, meist chronische Erkrankung mit schmerzhaften Symptomen. Im Zuge der Menstruation kann Gebärmutterschleimhaut nicht abfließen, sondern sammelt sich meist im unteren Bauchraum. Dort kommt es zu Verwachsungen und Vernarbungen, die Probleme von Übelkeit und Völlegefühl über Schmerzen beim Wasserlassen und Geschlechtsverkehr bis hin zur Unfruchtbarkeit bereiten können.

Betroffen sind zwischen zehn und 15 Prozent der geschlechtsreifen Frauen. Zwei Drittel aller Patientinnen sind unter 35 Jahre alt, zehn Prozent sogar jünger als 20 Jahre. Allein in Deutschland gibt es bis zu sechs Millionen Betroffene, in Österreich rund 300.000 Frauen. Etwa bei der Hälfte kehrt nach einer Entfernung aller Herde die Krankheit immer wieder zurück und wird operativ, hormonell und mit Hilfe von Schmerzmitteln behandelt.[30]

In Deutschland hat rund ein Drittel aller Frauen über 30 Jahre **Myome**. Das sind gutartige Geschwulste im Gebärmutterraum, die an verschiedenen Stellen wachsen und auch sehr unterschiedlich groß sein können. Mit Beginn der Wechseljahre verringern sich die Wucherungen meist von allein, weil die Östrogenproduktion abnimmt, die ihr Wachstum steuert. Myome brauchen nur dann eine Behandlung, wenn sie Beschwerden verursachen, ansonsten reicht eine regelmäßige Beobachtung aus. Myome können allgemeine Unterleibsschmerzen, Zyklusstörungen, schmerzhafte Regelblutungen oder irreguläre Blutungen auslösen. Es gibt verschiedene medikamentöse bzw. operative Möglichkeiten. Eine Totalentfernung der Gebärmutter ist nur in den seltensten Fällen notwendig.

Diese Zahlen sollten uns wachrütteln, zeigen sie doch, dass Frauenbeschwerden anscheinend zu etwas völlig Normalem geworden sind, das einfach dazugehört, ohne weiter nach den Ursachen zu fragen. Wenn uns ständig erzählt wird, was alles Schlimmes in unserem Körper passieren kann, und uns ständig eingeredet wird, dass natürliche körperliche Prozesse krankhaft und unnötig sind, werden sie auch in dieser Weise wahrgenommen und als Beschwerden in unser Leben treten.

Nun stellen Sie sich vor, es wäre umgekehrt, und alle würden nur noch davon sprechen, wie wir uns selbst lieben und gut für uns und unsere weiblichen Rhythmen und Fähigkeiten sorgen können ...?

Unsere Gesellschaft beeinflusst maßgeblich mit, ob wir uns wohlfühlen oder nicht. Und unser Körper ist nicht nur ein natürlicher Organismus, sondern Treffpunkt persönlicher, sozialer und kultureller Geschichte. Da jeder von uns ein Teil dieser Gesellschaft und somit auch daran beteiligt ist, bestimmen wir mit, welche Rahmenbedingungen zugelassen und welche verändert werden. Gleichberechtigung bedeutet deshalb aus meiner Sicht nicht, es den Männern gleichzutun, sondern vielmehr, dass wir mit unseren weiblichen Wesenskräften und Potentialen genauso viel Respekt und Wertschätzung erfahren wie Männer.

Letztendlich entscheiden wir selbst, wie wir mit unseren weiblichen Fähigkeiten umgehen.

Das von außen geformte Korsett ablegen

Nachdem wir über lange Zeit gelernt haben, uns in unserer weiblichen Eigenart zurückzunehmen, braucht es Zeit und Raum, um uns darin wieder einzurichten und das »Zugerichtete«, das von außen geformte Korsett abzulegen, damit die verschütteten weiblichen Quellen wieder zum Fließen kommen und sich Entfremdung in Vertrautes verwandelt.

Legen wir ab, was nicht (mehr) zu uns gehört! Hören wir auf damit, unseren Körper als »Problemzone« zu betrachten und unsere Energie dafür einzusetzen, ihn an äußere Normen anzupassen. Hören wir auf damit, unseren Körper permanent mit Diäten, Kosmetika und Operationen zu verschönen und trotzdem immer wieder neue Problembereiche zu entdecken. Entziehen wir uns diesem Optimierungswahn, der uns in diesem Teufelskreis des »Nicht-Genügens« und der Mangelhaftigkeit festhält. Befreien wir uns davon! Erlauben wir uns, so zu sein, wie wir sind: mit unseren einzigartigen Körpern, Brüsten, Bäuchen und unseren Vaginen. Wenn wir uns nicht mehr vergleichen oder an vorgegebene Bildern angleichen, gibt es weder Konkurrenz noch objektive Schönheit.

Sobald sich unser weiblicher Körper aus alten Verletzungen löst und sich in sich selbst einrichtet, kann er neu erblühen und sich in seiner Lebendigkeit aufrichten. Schönheit kann dann ganz subjektiv, ganz persönlich werden. Sie wird vielleicht stiller, unvergleichlicher und dadurch erst in ihrer ganzen Größe erkennbar. Das innere Spüren, das Lieben, Sehnen und Begehren geben die Richtung an. Der eigene natürliche Geruch entscheidet, ob Menschen »sich riechen können«.

Wenn es keine Bilder von normierter Schönheit gäbe und keine Spiegel, die uns ständig dazu auffordern, unsere Mängel wahrzunehmen und uns zu verändern, könnten wir die ganze Energie für unser inneres Wohlbefinden verwenden.

Erblühen bedeutet auch, die sexuelle Energie als eine unserer gesündesten und kreativsten weiblichen Kräfte zu leben. Eine ursprüngliche Kraft, die Sexualität und Spiritualität als »Ur-Lebensenergie« vereint und die für Lebendigkeit, Verbundenheit und Fruchtbarkeit im weitesten Sinn sorgt. Sie öffnet sich und fließt überströmend, wenn Sexualität mit Würde und »offenem Herzen« gelebt wird. Liebevolle Sexualität öffnet die Gebärmutter, macht uns zugänglich für universelle Verbundenheit und Heilung. Heilung der Gebärmutter passiert aus meiner Erfahrung fast immer über die Verbindung mit der Grundenergie alles Schöpferischen.

Sexualität hat dabei nicht nur eine seelisch-spirituelle, sondern auch eine wichtige körperliche Bedeutung. Die Orgasmuswellen reichen bis in die Gebärmutter hinein und sorgen aufgrund guter Durchblutung für lustvolles Wohlbefinden und gute Gesundheit.

Um ein lustvolles, lebendiges Frausein mit einer gesunden Sexualität leben zu können, müssen wir uns vom christlich-masochistischen Frauenbild verabschieden. Machen wir uns bewusst, dass Eva nicht aus der Rippe von Adam geboren sein kann, da Frauen die Kinder gebären. Machen wir uns bewusst, dass die »heilige

Maria« nicht nur die Mutter von Gott, sondern selbst eine Göttin ist. Machen wir uns bewusst, dass mit dem heiligen Geist ursprünglich die weibliche »Ruach« gemeint ist. Machen wir uns bewusst, dass Frauen monatlich eine heilige Wandlung durch ihr Blut erfahren und dass der Kelch die Gebärmutter symbolisiert. Stellen wir uns stattdessen vor, dass die »heilige Maria« als sexuelle, freudvolle Göttin in Erscheinung tritt. Wir brauchen auf keine Erlaubnis zu warten. Feiern wir doch einfach unsere göttliche Lust!

Das Korsett abzuwerfen, bedeutet, den eigenen Zyklus mit seinen unterschiedlichen Phasen und Qualitäten wahrzunehmen und zu leben. Aus dem Forschungsprojekt »Bedingungen und Maßnahmen für eine positive Integration der Menstruation in die Identität der Frau«[31] geht hervor, dass viele Frauen das Bedürfnis haben, sich in der Zeit der Blutung zurückzuziehen. Nicht weil sie in dieser Zeit zu blöd zum Arbeiten sind, sondern weil sie das Bedürfnis nach regelmäßigen Regenerier-Phasen haben, in denen sie loslassen und ihre Wandlungsfähigkeit leben können. So fühlen sie sich nach der Regel ausgeruht und können mehr leisten und ganz andere Qualitäten einbringen. Gemeinsam mit drei Kolleginnen betreibe ich seit einigen Jahren das Projekt »Menstruationszelt«, um diesem wesentlichen Thema, das alle Frauen im Sinne einer »Blutsschwesternschaft« miteinander verbindet, wieder einen würdigen Raum zu geben.[32]

Das Korsett abzuwerfen, bedeutet auch, uns in allen Phasen und Stimmungen im weiblichen Lebenszyklus anzunehmen. Wir dürfen uns erlauben, Platz zu beanspruchen und Räume zu errichten, in denen es um Frauenthemen wie Menstruation, Sexualität, Spiritualität oder schöpferisches Gebären geht. Wir dürfen uns erlauben, Raum und Rituale für weibliche Übergänge wie Pubertät und Wechseljahre zu schaffen. Wir dürfen uns erlauben, Krisen als normale Entwicklungszustände zu gestalten, Gefühle, Sinne und innere Impulse ernst zu nehmen und zum Ausdruck zu bringen, uns in unserer ganzen

Weiblichkeit auszubreiten und uns öffentlichen Raum zu nehmen. Üben wir das physische Präsenzzeigen im Alltag, zum Beispiel indem wir uns breit und raumgreifend im Königinnensitz (Seite 115) ohne eng an den Körper gepresste Schultern und Ellbogen in öffentlichen Verkehrsmitteln hinsetzen: Seht her, ich bin ich!

Entwickeln wir gemeinsam neue Strukturen für weibliche Lebenskultur. Das Erblühen braucht auch eine Sprache, die die weiblichen Organe schätzt, die sich nicht über den Körper erhebt, sondern ihn selbst zu Wort kommen lässt. Ich plädiere deshalb dafür, den Begriff »Schamlippen« ein für alle Mal zu verbannen und stattdessen »Charmelippen«, »Lustlippen« oder »Venuslippen« zu verwenden.

Der Körper möchte anerkannt und eingebunden sein. Wenn dies nicht auf eine für ihn gesunde Weise möglich ist, geht er oft über den Weg von Beschwerden. Symptome weisen meist darauf hin, dass etwas abgespalten und vergessen wurde, das gesehen werden möchte, zum Beispiel weibliche Fähigkeiten. Frauen berichten dann in der Beratung, ihre Gebärmutter als längliches (analog zum Penis) oder als ekelhaftes Etwas, das gar keine Form zeigt, oder auch als Leere, als Hohlraum oder als dunkles, unheimliches Loch wahrzunehmen. In Heilungsprozessen lernen Frauen, ihrer Gebärmutter wieder Raum und Würde zu verleihen und sich und ihr Organ neu aufzurichten.

Es gibt keine naturwissenschaftlichen Grundlagen, die wegen der Geschlechtlichkeit Rückschlüsse auf bestimmte Lebensweisen von Frauen zulassen. Vielmehr geht es darum, die ureigene und nicht eine »aufgesetzte« Weiblichkeit zu leben, die jede Frau für sich selbst entdecken und herausfinden muss. Körpererfahrung kann dabei sehr hilfreich sein. Das Erleben von Sinnlichkeit, Intuition, Körperrhythmen und innerem Spüren zählt aus meiner Beratungserfahrung zu den wesentlichen Elementen für ein erfülltes Frausein und für eine selbstbestimmte Weiblichkeit. In diesem Sinne können Unterleibsbeschwerden auch eine Orientierungshilfe zu sich selbst und der eigenen weiblichen Weisheit sein.

Das eigene Frauenbild hinterfragen

In der Selbstheilungsarbeit geht die Heilung des Unterleibs mit der Heilung von Weiblichkeit einher. Sehr oft höre ich in der Beratung Frauen sagen: »Auch meine Mutter hatte immer so starke Unterleibsbeschwerden« oder »Meine Großmutter hatte schon Myome« und »Das ist bei uns vererbt«. Gemeint ist damit, dass bestimmte Krankheiten »in der Familie liegen«, sozusagen zum Leidensbild der Frauen dazugehören und dass dagegen nichts zu machen ist. Diese oft über Generationen entwickelten, fest verankerten Frauenbilder aufzulösen, braucht Mut, Zeit und Geduld.

Das Gehirn ist ein Leben lang lernfähig, und die Forschung bestätigt, dass »vererbte« Krankheiten, wie zum Beispiel Unterleibsbeschwerden, nicht für immer in der Familie liegen, sondern veränderbar sind. Neue Erfahrungen, die wir machen, wirken bis auf die Ebene der Gene, und innere Bilder können Nervenzellen dazu bewegen, genetische Codes umzuschreiben oder Gene ab- und anzuschalten.[33] Da ich in meiner Praxis ständig erlebe, dass Frauen ihre »vererbten« Frauenbeschwerden durch eine Veränderung innerer Muster positiv beeinflussen, finde ich es unverantwortlich, Patientinnen aufgrund einer genetischen Veranlagung vorbeugend zu einer Organentfernungen zu raten.

Andere Klientinnen verharren oft in krankmachenden Verhältnissen aus einer tiefsitzenden Angst vor Einsamkeit, die in ihrer Vorstellung bis zum sozialen Tod führen kann. »Lieber krank, aber dafür sicher«, lautet ihr Motto. Diese Devise und ähnlich lautende »Glaubenssätze« machen deutlich, dass Zugehörigkeit und soziale Sicherheit ganz essentielle Faktoren sind, die nur schwer aufgegeben werden können. Eine Frau, die ihren schmerzenden Unterleib in einen lustvollen verwandeln will, beeinflusst aber mit diesem Wandel auch ihre Beziehungen, und das erzeugt oft große Angst.

Dagegen tun sich Klientinnen, die neue Rollenbilder oder eine »Vision« von einem anderen Leben ihrer Weiblichkeit haben, sehr viel leichter, krankmachende Situationen zu verlassen. In der Selbstheilungsarbeit ist deshalb ein Bild von einer Vision unabdingbar. Denn es geht dabei um die Frage, wofür es sich lohnt, gesund zu werden. Die Vision muss stark genug sein, um das Risiko auf sich zu nehmen, das mit dem Abschied alter Muster und Glaubenssätze verbunden ist.

Jede Frau, die sich aufmacht, ihren Unterleib zu heilen, wirkt auf das kollektive Bild von Weiblichkeit, und jedes kollektive Heilungsbestreben wirkt auf die einzelne Frau zurück. Der Neurobiologe Joachim Bauer beschreibt, wie Menschen mittels bestimmter Nervenzellen, sogenannter Spiegelneuronen, aufeinander bezogen sind, sich also gegenseitig spiegeln.[34] So wird es möglich, dass wir über Mimik, Gestik und Empfinden intuitives Verständnis und Einfühlungsvermögen füreinander aufbauen und uns aneinander angleichen. Wenn zum Beispiel jemand Sie anlächelt, können Sie fast nicht anders, als zurückzulächeln. Wenn Ihr Gegenüber sehr angespannt ist, kann diese Spannung auch in Ihrem eigenen Körper spürbar werden. Wenn die Mutter immer wieder Bauchkrämpfe hat, bekommt häufig auch die Tochter Bauchschmerzen.

Menschen schwingen sich aufeinander ein, was eine große Chance bietet, Heilsames, das durch Gemeinschaft erfahren werden kann, enorm zu stärken. In vielen Stammeskulturen beeinträchtigt die Krankheit einer Einzelnen stets die Balance der ganzen Gemeinschaft und wird deshalb mit gemeinsamen Ritualen geheilt. Diese Kraft der Gemeinschaft ist für mich ganz wesentlich, weshalb ich auch Selbstheilungsseminare durchführe.

Wenn alte Rollenbilder Krankheiten und Beschwerden fördern, das neue Rollenbild aber noch nicht greifbar ist, entsteht ein krisenhafter Zustand, der uns auf uns selbst zurückwirft. Das ist dann der Zeitpunkt, wo es sinnvoll wird – allein oder in gleichgesinnter Gemeinschaft –, in sich selbst eine Ebene tiefer zu steigen.

Solche Krisen bergen immer eine große Entwicklungschance, auch weil damit häufig der Zeitpunkt gekommen ist, an dem Menschen eine Beratung in Anspruch nehmen. Dieser Übergang von etwas Altem zu etwas Neuem, von etwas Krankem zu etwas Gesundem wird in der Wildwuchs-Beratung konstruktiv gestaltet und haltgebend begleitet. Ein wichtiges Element ist dabei das Erkennen und Verändern von Wertvorstellungen, den sogenannten Glaubenssätzen oder -mustern, die im Kapitel »Elemente der Methode Wildwuchs« beschrieben sind.

Die Kraft der inneren Bilder

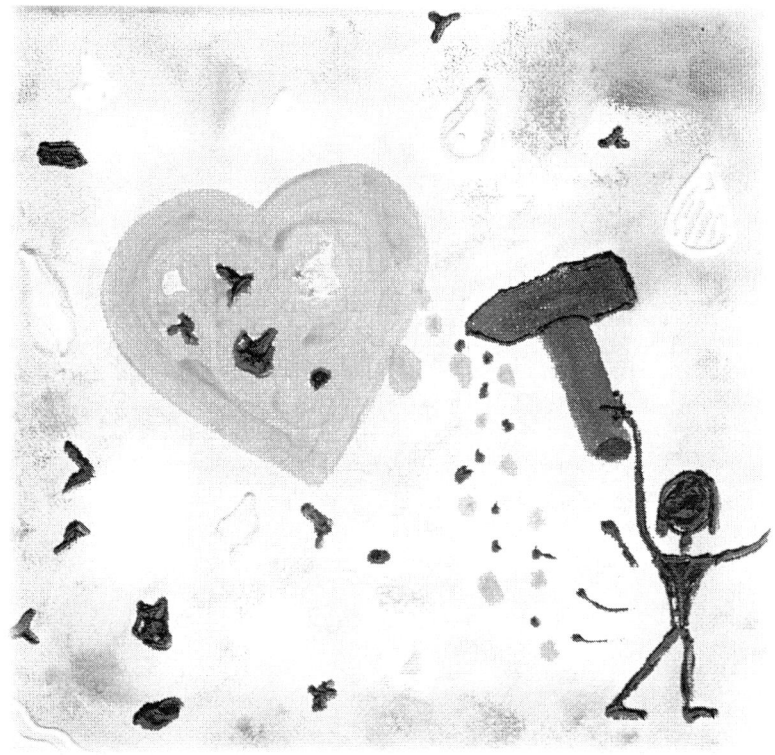

Klientinnenbild: Ort der Beschwerde

Wie innere Bilder den Gesundungsprozess beeinflussen können

Die Arbeit mit inneren Bildern gehört neben dem Tanzen und Singen zu den ältesten Heilweisen der Menschheit. Schon vor 40.000 Jahren arbeiteten Heilkundige mit inneren Bildern und schamanischen Reisen.[35] Menschen machten sich von jeher Bilder von sich selbst, anderen und der Welt. Sie entwickelten Wunschbilder und Visionen und brachten sie in ihr Leben. Im 20. Jahrhundert begann auch die Wissenschaft, sich mit diesem Thema zu beschäftigen, und seit den 1980er Jahren wird eingehender untersucht, wie die Kraft von Phantasiebildern Gesundungsprozesse beeinflussen kann.

Die Forschungen der Neurobiologie und der Psychoneuroimmunologie (PNI) stellen dabei direkte Zusammenhänge zwischen der psychischen Befindlichkeit, dem Immunsystem und dem Hormonsystem her. Experten sprechen davon, dass sich 80 Prozent aller Erkrankungen und Beschwerden mit körpereigenen Heilkräften behandeln oder sogar vollständig beheben lassen.[36] Denn die Nervenzellverschaltungen im Gehirn lassen sich wesentlich von der Art und Weise beeinflussen, wie ein Mensch denkt, fühlt und handelt. Langzeitstudien belegen, dass zum Beispiel Patient*innen, die auf ihre Heilung vertrauen, wesentlich mehr Immunzellen bilden und dass umgekehrt ein Gefühl von Hilflosigkeit und Misstrauen zu einer Schwächung des Immunsystems führt.[37]

Der Neurobiologe Gerald Hüther verweist darauf, dass alle unsere Erlebnisse permanent innere Bilder erzeugen, die wir im Gehirn abspeichern.[38] Innere Bilder kommunizieren direkt und unmittelbar zwischen Geist und Körper. Sie erzeugen Erinnerungsbilder im Kopf, neue Bilder werden mit den vorhandenen abgestimmt bzw. erweitert, und so lernen wir dazu. Das Erlernte wirkt wiederum zurück auf den Körper und die Organe. Das Sprichwort »Bilder sagen mehr als tausend Worte« drückt gut aus, dass Worte, die Bilder auslösen, besonders nachhaltig wirken. Menschen lernen leichter über Bilder. Es ist daher ganz entscheidend, welche Bilder wir aufnehmen: ob wir uns nur »bilden lassen« oder uns auch »selbst ein Bild machen«.

Dabei hat jeder von uns einen Zugang zu inneren Bildern. Als Kinder leben wir ganz natürlich in derartigen »magischen« Bilderwelten, die dann im Verlauf der Schulzeit oft verdrängt und mit dem Etikett »bloße Einbildung« abgewertet werden. Klientinnen tun sich daher manchmal schwer, ihre Bilder ernst zu nehmen.

Innere Bilder zeigen sich meist ganz von selbst, sobald ein Mensch sich tief entspannt. Entspannung ist deshalb in der Selbstheilungsarbeit ein wichtiges Element, das am Beginn einer jeden Körperreise steht, um Beschwerden in Ruhe zu erkunden. Innere Bilder können Hoffnung und Kraft geben, aber auch Angst machend sein. Denn Krankheiten gehen fast immer mit Angst, Spannung und Stress einher, die in medizinischen Behandlungen durch das Gefühl von Ohnmacht und Ausgeliefertsein mitunter sogar noch verstärkt werden.

Um diese Spirale negativer Gefühle möglichst schnell zu durchbrechen, braucht es eine Atmosphäre von Vertrauen, Sicherheit und Hoffnung. Erst dann können die Heilungsprozesse ihre Potentiale entfalten.

Aber unser Körper reagiert nicht nur auf Bilder, sondern auch auf Gedanken. Vermutlich löst jeder unserer Gedanken eine körperliche Reaktion in uns aus. Wenn die (Achtsamkeits-)Energie den Gedanken folgt, können Heilungsprozesse auch über das Denken beeinflusst werden, zum Beispiel wenn visualisierte Bilder die Gedanken derart stimulieren, dass immunologische Reaktionen entstehen, wie etwa die Veränderung des Blutbildes. Diese Wechselwirkungen konnten bereits in Studien nachgewiesen werden.[39] Entspannung und eine geführte und angeleitete Imagination, begleitet von Wohlfühlsugges-

Die Kraft der inneren Bilder

tionen, wirken positiv auf das Immunsystem, indem sie zum Beispiel Humor, Offenheit und die Lust auf körperliche Bewegung sowie aktive Bewältigungsstrategien fördern.[40]

Entspannung ist also ein wesentlicher Heilfaktor, der Ängste abbauen, Symptome reduzieren und den Krankheitsverlauf stabilisieren hilft. Wenn Sie Entspannungstechniken regelmäßig praktizieren, können Sie Körperreaktionen wie Blutdruck, Herzfrequenz, Atmung und Muskelanspannung, die wir für gewöhnlich nicht steuern können, willentlich beeinflussen lernen.

Was innere Bilder bei Unterbauchbeschwerden erzählen

Bestimmte Nervenzellen reagieren mit Resonanz, wenn wir andere bei ihrem Handeln und Tun beobachten. Diese sogenannten Spiegelneuronen aktivieren in unserem Gehirn dasselbe motorische Schema, als ob wir die beobachtete Handlung ausgeführt hätten.[41] So können wir über bloße Beobachtung und Nachahmung lernen. Eine für unser Überleben bedeutsame Fähigkeit, die aber nicht unterscheidet, ob das, was dabei als Imagination verinnerlicht wird, uns krank machen kann oder nicht. Um Heilung zu unterstützen, müssen wir uns dabei an dem orientieren, was uns guttut und was für uns gesund ist.

Allein die Vorstellung von etwas Bestimmtem kann heftige seelische und körperliche Reaktionen auslösen. Stellen Sie sich vor, Sie sind hungrig und wissen, dass Sie in Kürze Ihr Lieblingsessen serviert bekommen. Oder denken Sie an das unerschöpfliche Repertoire sexueller Phantasien. Was passiert da, wie reagieren Sie emotional und körperlich?

Je mehr Sinne wir in unsere Vorstellung mit einbeziehen, zum Beispiel Gerüche, Geräusche, Farben, Stimmungen, desto heftiger fallen die körperlichen Reaktionen aus. Oft genügen sogenannte Reizwörter, um diese Reaktionen auszulösen.

In Heilungsprozessen ist es meist unabdingbar, festgefahrene innere Bilder zu öffnen und zu verändern. Wenn zum Beispiel eine Klientin, die sich selbst als kranke, schwache Person wahrnimmt, ein neues inneres Bild über sich als gesunde, sinnliche und lebendige Frau entwickelt und immer wieder abruft, wird sie sich mit der Zeit gesünder und lebendiger fühlen, weil sie diesem Teil in sich mehr Raum gibt und ihr Leben nach diesem inneren Vorbild schrittweise verändert.

So hat Heilung viel mit innerer Weite zu tun und Krankheit viel mit Enge. Kranke Menschen spüren oft eine Enge – so wie in einer Sackgasse, wo es keinen Ausweg gibt. Sie werden im wahrsten Sinne des Wortes »eng im Kopf« oder »engstirnig«. Menschen in Heilung erzählen von einer körperlichen Befreiung, die mit einer mentalen Horizonterweiterung einhergeht. Mit Vorstellungskraft und der Fähigkeit des Imaginierens kann der Kontakt zum Heilsamen in uns hergestellt werden.

In den inneren Bildern bei Unterbauchbeschwerden spiegelt sich meist wider, wie Frauen mit ihrer Weiblichkeit, ihrem Zyklus, ihrer Fruchtbarkeit und Sexualität umgehen, zum Beispiel wenn Gebärmütter von ihren »Besitzerinnen« als dunkel, abgeschnitten oder verlassen wahrgenommen werden. Oder wenn die Gebärmütter sich darüber beschweren, dass sie zu wenig beachtet werden. In beiden Wahrnehmungen spiegelt sich auch die kollektive gesellschaftliche Geringschätzung von Weiblichkeit wider, die sich im Bauch der einzelnen Frau abbildet. Die Unterleibsbeschwerden bedienen sich dabei einer äußerst kreativen und eigenwilligen Bildsprache, um auf sich und ihre Bedürfnisse aufmerksam zu machen.

Die Kraft der inneren Bilder

Da Frauen mit Unterleibsproblemen meist wenig Lebendigkeit in ihrem Becken spüren, zeigen sich in den Bildern oft ausgetrocknete oder verrunzelte Gebärmütter; symbolisch können dafür Wüstenlandschaften, Steppen, leere Räume oder dunkle Löcher stehen. Meist herrscht dabei Stille, auch Totenstille, es riecht modrig, die Farben sind dunkel, und es befinden sich dort alte, verstaubte Dinge: Energien und Gewächse, die ausgeräumt werden sollten.

Organe haben ein Eigenleben und können genauso traurig, zornig oder lustig und witzig sein wie die Frau, zu der sie gehören. Im Kontakt mit den Organen werden diese Gefühle spürbar. Frauen mit Gebärmutterkrämpfen begegnen dabei oft ihrer Wut, die sich in Kampfbildern äußert oder mit aggressiven Gestalten, Lärm und Spannung in der Gebärmutter einhergeht. »Gewächse« wie Zysten oder Myome können abgespaltene oder unterdrückte Trauer aufbewahren, wie das bei Mizzi der Fall war: *»Ich habe das Myom nicht als Myom gesehen, sondern meine Gebärmutter von innen, und da war ein schlafendes Kind. Das hat mich sehr traurig gemacht, denn es war wie Stein, grau, hart, kalt, und ich hatte das Gefühl, ich muss mich ganz leise bewegen und ganz klein machen, fast unsichtbar, dass ich dieses schlafende Kind nicht aufwecke. Das hat mich irritiert, und ich bin erst Jahre später darauf gekommen, dass das versteinerte Trauer ist, die in der Gebärmutter sitzt.«*
Die Gebärmütter wünschen sich meist Weite, Ruhe, Wärme, Kontakt, Aufmerksamkeit und Verbindung. Während des Beratungsverlaufs verändern sich die Bilder als Ausdruck des Heilungsprozesses. Aus Wüstenlandschaften werden fruchtbare Gärten, beengte Gebärmütter werden zu runden, weiblichen Zentren, und ehemals kalte, dunkle Unterbäuche werden nun als sonnig, warm und sexuell anregend erlebt. Krampfende, stürmische und aggressive Bilder wandeln sich zu friedlichen Ruhezentren, und symbolische Gestalten verändern ihr Aussehen.

Melanies Becken erzählte, dass es sich abgeschlossen fühlte. Vor ihm war eine Wand, straff wie ein harter Gürtel, und es konnte nicht hindurchsehen. Das Becken wünschte sich, dass sich alles lockert, damit die Wand sich löst und es so die Nachbarn und die anderen Teile rundherum sehen kann.

Ein Heilungsschritt von Melanie war, auch mal in andere Richtungen zu gehen, mehr Dinge wahrzunehmen, nach links und rechts zu schauen und Neues zu entdecken. Die Weite, die dabei entstand, lockerte nicht nur den Unterbauch, sondern bereicherte auch Melanies Leben, indem sie aufhörte, sich als Frau einzuschränken, und neue Möglichkeiten sehen konnte.

Oft laden Gebärmütter ihre Besitzerinnen in den Bildern ein, näherzukommen, zu verweilen oder im Gespräch zu bleiben. Sie zeigen sich dann in den Heilungsbildern sehr einladend: als schöne, geschmückte oder heilige Räume, als Nester oder kuschelige, weiche Höhlen. Claudia erzählt: »*Die Gebärmutter war so ein schöner Ort, wie eine Lebenshöhle, in warmen Farben, orange und weich, was ganz Gemütliches. Ich bin in Frieden mit meiner Gebärmutter und freue mich, dass es so ein schöner Ort für mein Kind zum Wachsen ist. Ich habe mich da reingelegt, und es war so zum Wohlfühlen.*«

Ein häufiges Thema ist, die Geborgenheit in sich selbst zu spüren. Immer wieder erzählen mir Frauen, dass sie ihre Heilung wie eine Neugeburt aus sich selbst heraus erlebt haben. Sie erzählen vom Schutzraum ihrer Weiblichkeit, in den sie immer wieder zurückkehren, um genährt zu werden, um wachsen zu dürfen und um tiefe Erkenntnisse zu empfangen.

Die Kraft der inneren Bilder

Die lösungsorientierte Beratung der Methode Wildwuchs

Imaginationen werden in vielen medizinisch-therapeutischen Methoden schwerpunktmäßig eingesetzt. Der Methode Wildwuchs am ähnlichsten ist die Hypnotherapie, die die Aufmerksamkeit auf heilsame Ressourcen und Potentiale richtet, die über innere Bilder sichtbar werden. Die Hypnotherapie ist bereits wissenschaftlich anerkannt. In verschiedenen Studien hat sich gezeigt, dass sich über Imaginationen, die im Entspannungszustand durchgeführt werden, Schmerzen deutlich reduzieren lassen und die Lebensqualität verbessert wird.[42]

Eine weitere Methode, die mit inneren Bildern arbeitet, ist die Simonton-Methode, die Krebspatient*innen und deren Angehörige anleitet, die Selbstheilungskräfte zu aktivieren. Diese Methode, entwickelt vom Onkologen Carl Simonton, wird in verschiedenen Krankenhäusern angewandt.[43]

Das katathyme Bilderleben ist ebenfalls ein therapeutischer Ansatz mit inneren Bildern. Dabei werden zu bestimmten Themen Tagträume erzeugt, die dann gemeinsam mit der Therapeutin gedeutet werden.[44]

So hat sich die Arbeit mit inneren Bildern als wertvolles Werkzeug erwiesen, das von vielen Ärzt*innen und Therapeut*innen in unterschiedlichen Bereichen eingesetzt wird. Denn mit den Ergebnissen, die die Neurowissenschaften liefern, hat sich unser Verständnis vom Körper erweitert. Wir verstehen heute besser, dass einzelne Organe und Körperbereiche nicht isoliert betrachtet werden können, da sie in ständiger Kommunikation und im Austausch mit allem sie Umgebenden stehen.

Die Methode Wildwuchs, die auf Erkenntnissen aus der Neurobiologie und auf langjährigem Erfahrungswissen beruht, unterscheidet sich von den vorgenannten Arbeitsweisen mit inneren Bildern durch eine spezielle lösungsorientierte Abfolge des Beratungszyklus, der sowohl die mentale als auch die körperlich-seelische Ebene einschließt.

Die Methode wurde von der Diplompädagogin und Soziotherapeutin Angelika Koppe, die selbst an Endometriose erkrankt war, und einem Beraterinnenteam in den 1980er Jahren entwickelt. Das Konzept der Methode Wildwuchs knüpft dabei an eine uralte, sehr einfache Heiltradition an, die Tradition der »Weisen Frau«.[45]

In dieser Tradition (50.000 v. Chr. bis heute) geht es um das Auffinden ganz persönlicher Heilungswege über innere Bilder, indem Krankheiten Menschen veranlassen, sich auf sich selbst zu besinnen, innezuhalten und damit zu beginnen, die Symptomatik der Beschwerden zu verstehen, um in Selbstfürsorge und Selbstverantwortung das ins Leben zu holen, was heilsam ist, was nährt und guttut.

Im Gegensatz dazu steht die »heroische Tradition« (1.000 v. Chr. bis heute), die durch den Monotheismus geprägt ist und für Schuld, Strafe und Reinigung steht. Ein »Retter« (Priester, Guru …), der die Regeln und Gesetze kennt, gibt Reinigungsrituale vor, die Krankheiten verhindern sollen. Wenn Menschen trotzdem krank werden, tragen sie selbst Schuld und müssen dafür Buße tun.

Die jüngste Linie ist die »wissenschaftliche Tradition« (1.500 n. Chr. bis heute), in der auch unsere heutige Schulmedizin anzusiedeln ist. Der Mensch wird in Körperbereiche und Organe gegliedert, Krankheiten werden standardisiert, und Diagnosen werden von Symptomen abgeleitet. Empirische Beweise, Statistiken und technisierte Medizin ersetzen hier menschliche Faktoren wie Zuwendung, Vertrauen, Zeit, Verständnis usw.

Alle drei Ansätze haben ihre Berechtigung und können sich gut ergänzen. Denn Menschen sind unterschiedlich und leben in verschiedenen Glaubens- und Wertesystemen, die den Zugang zu den Heiltraditionen beeinflussen.

Die Kraft der inneren Bilder

Die Methode Wildwuchs ist eine Kurzzeitberatung, die in ein schriftlich festgelegtes Trainingsprogramm mündet. Für den Beratungsverlauf ist eine ganz bestimmte Abfolge standardisierter Visualisierungen festgelegt, wobei Struktur und Setting der Körperreisen einzigartig sind. Lediglich der Entspannungszustand als Ausgangsbasis ist mit anderen Methoden vergleichbar, zum Beispiel mit den hypnotherapeutischen Verfahren.

Der Name »Wildwuchs« verweist nach Angelika Koppe auf das Ambivalente einer Krankheit an sich: einerseits das Störende und Zerstörerische einer körperlichen Erkrankung, anderseits das darin liegende Potential, das nach Entwicklung und Wachstum einer »heilsamen« Lebensweise strebt. Dazu werden mit Hilfe von Körperreisen die Beschwerden erkundet und anhand der dabei entstehenden inneren Bilder die jeweiligen Selbsthilfeschritte entwickelt. Die oft sehr lebendigen, sinnlich-berührenden Bilder können auf einer tieferen Ebene zu einem heilsamen Weg führen, der weit über die Heilung von Symptomen hinausgeht. Letztlich betrifft es auch die Frage, ob und wie das eigene Potential gelebt wird.

Der Beratungszyklus besteht in meiner Praxis aus vier Sitzungen von je zwei bis zweieinhalb Stunden, kann aber von anderen Wildwuchs-Beraterinnen abweichend gehandhabt werden. Anschließend werden die persönlichen alltagstauglichen Selbsthilfemaßnahmen festgelegt, die über einen Zeitraum von vier Wochen trainiert werden. Während dieses Gesundheitstrainings kann sich die Klientin durch telefonisches Coaching begleiten lassen, um die Verhaltensänderungen nachhaltig zu stärken.

Für wen und in welcher Lebenslage ist die Methode Wildwuchs geeignet?

Die Methode ist nicht für alle Menschen und nicht zu jedem Zeitpunkt einer Lebensphase die geeignete Wahl. Damit diese Methode der Selbstheilungsarbeit erfolgreich sein kann, sollten Sie bereit sein, selbst Verantwortung für Ihre Gesundung zu übernehmen, sich für Entwicklungen zu öffnen und etwas in Ihrem Leben zu verändern. Und Sie sollten bereit sein, die Erkrankung anzuschauen und zu erkunden und sich der Angst, die dabei auftaucht, zu stellen, indem Sie sie wahrnehmen und ansprechen.

Dazu braucht es eine gewisse innere Stabilität. Gemeint ist damit, dass Sie sich in sich selbst so weit sicher fühlen, dass Sie die inneren Bilder auch aushalten und heilsam bearbeiten können, wobei erfahrungsgemäß das Innere nur Bilder freigibt, die ertragbar sind. Ob diese notwendige Stabilität gegeben ist, zeigt sich bereits in der ersten Sitzung.

In der Selbstheilungsberatung sind über 90 Prozent der Klienten Frauen zwischen 20 und 60 Jahren, und obwohl die Wildwuchs-Beratung speziell für Frauen entwickelt wurde, wird sie auch von Männern erfolgreich praktiziert. In einer modifizierten Form ist diese Selbstheilungsarbeit auch für Kinder geeignet, die noch eine reiche Phantasiewelt und einen sehr direkten Zugang zu inneren Bildern haben.

Ungeeignet ist die Methode aus meiner Erfahrung für Menschen mit Krankheitsbildern wie beispielsweise Demenz, Psychosen und ausgeprägten Persönlichkeitsstörungen, da die Betroffenen grundsätzlich nicht mehr die notwendige innere Stabilität aufbringen können.

Am hilfreichsten ist die Selbstheilungsmethode für all jene, die körperlich und/oder psychisch schwierige Phasen durchleben, die

Unterstützung bzw. Orientierung brauchen und bereit sind, ihr Thema, ihre Beschwerden verstehen zu lernen, um selbst etwas zur Heilung beizutragen.

Besonders bewährt hat sich das Konzept bei frauenspezifischen Erkrankungsbildern wie Menstruations- und Zyklusbeschwerden, Zysten, Myomen, Endometriose und Themen wie Sexualität, Partnerschaft, Kinderwunsch, Geburtsvor- und -nachbereitung sowie Schilddrüsen- und Hormonproblemen, Wechseljahresbeschwerden, Migräne, Allergien, Verdauungsproblemen, Rückenbeschwerden, chronischen Erkrankungen, Depressionen und Ängsten.

Operationen, Trennungen, Verluste, wie zum Beispiel der Tod naher Menschen, sind Ereignisse im Leben, die einem regelrecht den Boden unter den Füßen wegziehen – und damit auch die Sicherheit und innere Stabilität. Dabei kann die Wildwuchs-Beratung teilweise unterstützend eingesetzt werden, zum Beispiel durch die Visualisierung zum SICHEREN ORT. Der gesamte Beratungszyklus sollte aber erst einige Wochen bis Monate nach dem Ereignis beginnen, wenn die akute Phase vorbei ist. Auch Menschen, die sehr erschöpft sind, brauchen unter Umständen andere Unterstützungsmöglichkeiten, genauso wie Menschen mit traumatischen Erlebnissen, die noch nicht mit der Aufarbeitung begonnen haben.

Da die Methode Wildwuchs keine Therapie ist, sondern eine lösungsorientierte Beratung, empfiehlt es sich, erst einmal eine Psychotherapie in Anspruch zu nehmen und die Wildwuchs-Arbeit zu einem späteren Zeitpunkt darin zu integrieren bzw. anzuschließen.

Selbstheilung bei Unterbauch-beschwerden, basierend auf der Methode Wildwuchs

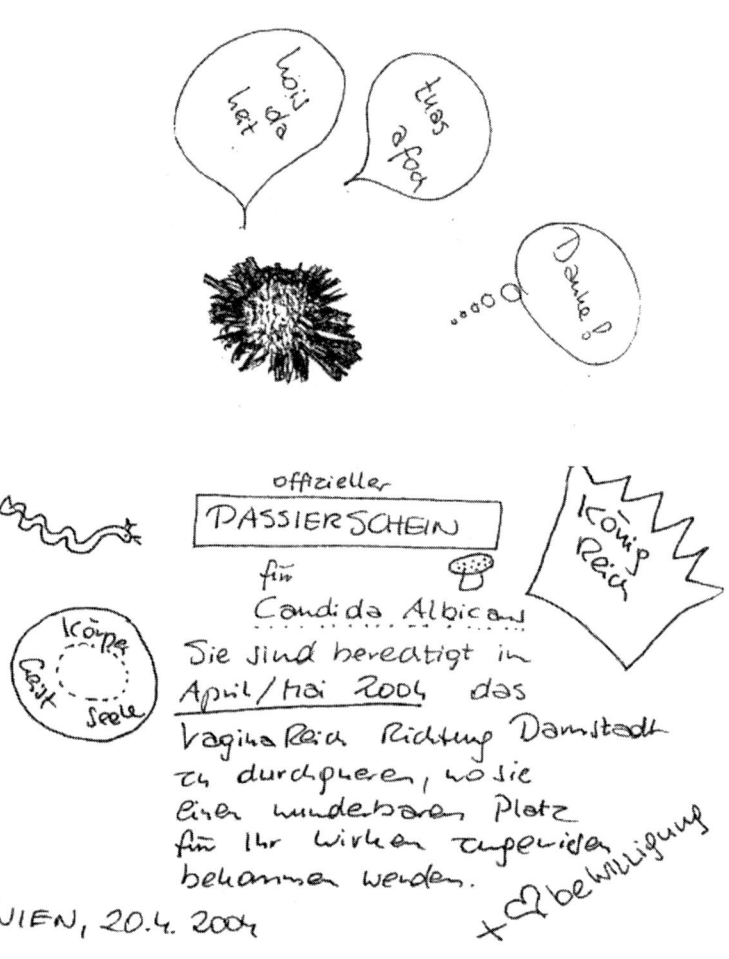

Klientinnenbild: Passierschein für den Scheidenpilz

Erkenntnisse aus meiner Forschungsarbeit und Selbstheilungspraxis

In den letzten zwölf Jahren meiner Selbstheilungspraxis habe ich viele Menschen in der Einzelberatung und in Seminaren auf ihrem Selbstheilungsweg begleitet. Ca. 90 Prozent waren Frauen, davon zwei Drittel mit Problemen oder Beschwerden im Unterleib. Da stellt sich natürlich irgendwann die Frage, wie sich die Arbeit mit inneren Bildern langfristig auf die Selbstheilungsprozesse auswirken wird und wie die begleiteten Frauen diese lösungsorientierte Beratungsarbeit tatsächlich einschätzen.

Um mehr darüber zu erfahren, habe ich im Rahmen meines Doktoratsstudiums zehn Tiefeninterviews mit ehemaligen Klientinnen durchgeführt, die an unerfülltem Kinderwunsch oder gutartigen Unterbauchbeschwerden wie Endometriose, Myomen, Zyklusproblemen oder chronischem Scheidenpilz litten und die die Beratung vor mindestens einem Jahr abgeschlossen hatten.

Die hier in Auszügen wiedergegebenen persönlichen Erfahrungen der Teilnehmerinnen stehen beispielhaft für die wesentlichen Aspekte in der Selbstheilung.[46]

Elisabeth, 45 Jahre alt, geschieden, lebt in einer Beziehung, die kinderlos ist. Sie litt an zwei relativ großen Myomen (ca. 9,5 cm im Durchmesser) und mehreren kleineren, die immer wieder extrem starke Blutungen verursachten. Als sie 2010 in die Beratung kam, hatte sie schon den Entschluss gefasst, eine Embolisation[47] durchführen zu lassen, was sie nach dem Beratungszyklus auch tat. Ein Selbstheilungsschritt von Elisabeth war, sich mit ihrer Weiblichkeit anzufreunden: »*Es ist jetzt ganz anders. Früher war meine Blutung für mich jedes Mal entsetzlich und peinlich. Das hat jetzt den Schrecken verloren. Ich gebe dem irgendwie mehr Raum, dem Frausein, trage weniger*

*oft Tampons, so dass ich das Geschehen besser beobachten kann, und kann
mich an meinem Blut freuen.«*

Mizzi, 46 Jahre alt, lebt in einer Partnerschaft, ebenfalls kinderlos. Sie kam 2007 wegen mehrerer zum Teil sehr großer Myome
und starker Blutungen in die Beratung. Einige Zeit später hat sie sich
die Gebärmutter entfernen lassen. *»Die Methode Wildwuchs finde ich
spannend, aber was mir sehr gut gefällt, ist, dass man nicht nur im Hirn ist,
sondern dass wirklich der Körper mitarbeitet. Ich habe dabei kaum Möglichkeiten, etwas zu ,verhirnen' ... Ich war früher mehr ein Kopfmensch, als
ich es jetzt bin.«*

Melanie ist 34 Jahre alt, ledig und kinderlos. Als sie 2007 in
die Beratung kam, litt sie an schwerer Endometriose mit starken
Schmerzen, und es wurde ihr dringend eine Operation angeraten.
Für Melanie ist die Methode Wildwuchs zur Basis ihres Heilungs-
weges geworden: *»Ungewöhnlich für unser ,normales' Verständnis von
Behandlung, sanft und mit viel Wertschätzung. Diese Arbeit hat mir ein
vollkommen neues Verständnis und Bild von mir und meinem Körper und
allen Zusammenhängen gegeben und mein Selbstvertrauen stark gefördert.
Diese neue Beziehung zwischen mir und meinem Körper ist bis heute geblieben. Die Methode hat mich damals gerettet, als ich kurz vor einer schweren
OP stand, die dank der Beratung nicht mehr notwendig war ...*
*Die Methode Wildwuchs ist für mich die Basis meiner Heilung und die
wichtigste und beeindruckendste Therapiemethode von allen ... Ich habe
wunderbare Farben und einzigartige Orte gesehen. Das Bild von meinen
Verwachsungen ist zum Beispiel weicher und bunter geworden, und das
schwarze Gebilde hat sich zum Positiven verändert. Es hilft mir, zu wissen,
dass ich etwas habe, mit dem ich arbeiten kann, wenn es mir schlechter geht.
Die Visualisierungsübungen sind für mich ein wichtiges Werkzeug und begleiten mich seither.«*

Kathrin ist 29 Jahre alt und lebt in einer Partnerschaft. Sie litt an Endometriose und unerfülltem Kinderwunsch. Den Beratungszyklus hatte sie 2007 aufgenommen. Heute ist sie beschwerdefrei und hat inzwischen zwei Kinder. Kathrin, die ein Buch über Endometriose aus Sicht der Betroffenen geschrieben hat, ist Vorstandsmitglied der Endometriose Vereinigung Austria (EVA). *»Es reicht nicht, sich operieren zu lassen, ich muss auch lernen, damit umzugehen, und dabei braucht es jemanden, der mir hilft, mit dieser Krankheit leben zu lernen. Während der Beratung habe ich erkannt, dass ich nicht alles selbst machen muss, wie ich den für mich richtigen Arzt finde und wie ich Verantwortung übernehme, zum Beispiel indem ich meine Kinder zuhause bekomme.«*

Julia ist 35 Jahre alt und verheiratet. In die Beratung kam sie 2008 wegen Endometriose und unerfüllten Kinderwunsch. Sie fühlt sich heute gesund und hat eine Tochter. Julias Schlüsselereignis war ein inneres Bild: *»Ich war bei einem Seminar, und da sind wir bei einer Körperreise in die weiblichen Organe gewandert, und obwohl ich geglaubt habe, gesund zu sein, habe ich am Eierstock einen Seestern gesehen, der aussah wie eine Weintraube. Ich bin dann aufgrund dieses Bildes zu einem Gynäkologen gegangen, der am linken Eierstock eine Zyste fand. Im Ultraschall habe ich gesehen, dass sie tatsächlich wie ein Seestern ausschaute, so draufgeklebt, mit Tentakeln am Eierstock aufgehängt, und ab da war ich überzeugte Wildwuchs-Anhängerin ... Nach dem Seminar bin ich drei Wochen lang täglich eine halbe Stunde zur Zyste gereist und habe mir dabei ein riesiges Meer vorgestellt, wo der Seestern von mir weg war, frei atmend, schwerelos herumschwebend. Nach einem Monat war ich wieder zur Kontrolle, und die Zyste war ohne OP weg. Das war schon sehr überraschend ... Meine Erkenntnis war, eine innere Freiheit leben zu wollen. Jetzt hab ich das Gefühl, ich bin genau auf meinem Weg.«*

Andi, 38 Jahre alt, lebt in einer festen Beziehung und hat keine Kinder. Sie arbeitet als Selbständige im Finanz- und Immobilienbereich. Sie kam wegen unerfüllten Kinderwunschs 2010 in die Beratung. *»Die Methode Wildwuchs hat mich wachgerüttelt und mir gezeigt, dass ich zusätzliche Hilfe brauche. Ich war so erschöpft, aber diese Phasen werden immer weniger. Ich gewinne Lebenszeit zurück und erlaube mir, mich auszuruhen, wenn ich erschöpft bin.«*

Paula, 36 Jahre alt, lebt in einer festen Partnerschaft und hat keine Kinder. Sie kam mit der Diagnose PAP DIII Ende 2004 in die Praxis, litt aber auch immer wieder an Scheidenpilz und Zyklusstörungen. Ein halbes Jahr nach der Beratung war Paulas Befund wieder normal. *»Die Wildwuchs-Arbeit hat das Vertrauen in meinen Körper und in meine eigenen Bilder gestärkt und mich überzeugt, dass die Informationen, die zur Heilung notwendig sind, schon da sind und man nur hinschauen muss. Ich kann meinem Körper wieder mehr vertrauen, dass er mit gewissen Dingen fertig wird.«*

Claudia ist 44 Jahre alt und verheiratet. Sie kam wegen eines chronischen Scheidenpilzes und unerfüllten Kinderwunschs 2004 in die Beratung. Der Scheidenpilz ist kein Thema mehr, und sie hat in der Zwischenzeit eine Tochter geboren. Claudia war sehr überrascht von der Aussagekraft der Bilder: *»Also diese inneren Bilder und wie dabei manche Organe ausschauen, das hat schon was verändert, hat Respekt geschaffen vor dieser Körperweisheit. So kraftvoll und wie gut das funktioniert, dass da wirklich Antworten auf Fragen kommen. Ich gehe zu dem Organ hin und schaue, und dieses einzelne Organ kann mir einfach was zeigen oder sagen. Dass ich den Pilz weggekriegt habe, das war eine Riesenerfolgsgeschichte bei allem, was ich vorher schon probiert hatte. Das hat mich sehr gestärkt. Es selber in der Hand zu haben und hinzuschauen, das ist Selbstverantwortung.«*

Tina ist 45 Jahre alt, geschieden und hat ein Kind. Sie arbeitet in der Medienbranche und kam 2004 wegen starker Menstruationsbeschwerden und Schmerzen beim Geschlechtsverkehr in die Beratung. Dabei gab es Hinweise auf eine Endometriose, denen Tina aber nicht nachgegangen ist. Sie hat sich aus einer unglücklichen Ehe gelöst und ist, wie sie sagt, »bei sich selbst angekommen«. Ihre Regelbeschwerden hat sie immer noch, mal mehr, mal weniger, aber sie geht anders damit um. Tina hat ihre Lust an der Sexualität wiederentdeckt und genießt das sehr. Für sie sind die inneren Bilder das am meisten Beeindruckende: *»Das Besondere an der Methode Wildwuchs waren für mich die inneren Bilder, die mir in vielen Bereichen sehr viel eröffnen und freigeben und die auch jetzt noch ganz präsent sind.«*

Hannah ist 36 Jahre alt, ledig, hat ein Kind und arbeitet als Juristin. Sie kam 2006 wegen eines Polypen[48] an der Gebärmutter in die Beratung. Heute fühlt sie sich geheilt. Sie erzählt, dass sie laut ihrer Frauenärztin die zweite Patientin in 20 Jahren war, die den Polypen allein zum Verschwinden gebracht hat. Hannah war ganz erstaunt über ihre Fähigkeit, Bilder zu sehen: *»Was ich neu kennengelernt habe, ist, dass ich so viele Bilder sehen kann und dass ich so schnell und so tief einsteigen kann, das hat mich immer sehr überrascht. Das hatte ich bis dahin nicht gewusst ...«*

In der Beratungspraxis zeigt sich immer wieder, dass die Selbstheilungsprozesse die Einstellung der Frauen zu Gesundheit und Krankheit, zu vernetztem Denken und zu eigenverantwortlichem Handeln wesentlich beeinflussen und dabei vor allem die Beziehung der Frauen zu sich selbst und zu ihrem Körper positiv verändern. Sie entdecken ihren Körper, speziell ihre Gebärmutter, als Verbündete und fühlen sich durch die Beratung in ihrer weiblichen Identität und Entwicklung, ihrer Selbstfürsorge und ihrer Kreativität gestärkt und ermutigt. Fast alle Frauen durchleben Abschiede und Trauerprozesse, um ihrem Leben eine heilsame Richtung zu geben. Sie berichten von mehr Wohlbefinden und erhöhter Lebensqualität in ihrem Alltag, was auch zwischenmenschliche Beziehungen betrifft, die verbessert oder auch beendet worden sind, sich aber in jedem Fall mehr in Richtung Wahrhaftigkeit entwickelt haben.

Es gibt darüber hinaus Erfahrungen von tiefer Verbundenheit mit der Natur und spirituellen Quellen weiblicher Göttlichkeit, die die Erkenntnis bestärken, dass Selbstheilungsprozesse nicht nur mit der persönlichen Geschichte zu tun haben, sondern mit kollektiven Aspekten des weiblichen Unterleibs, mit einem kollektiven Wieder-Zusammenfügen von Getrenntem und einem Wiederherstellen der Würde des Weiblichen. Die langjährige praktische Arbeit bestätigt: Frauen erleben in der Selbstheilung ihre inneren Bilder als hilfreich und heilsam.

Wenn Sie sich also entscheiden, einen Selbstheilungsweg zu gehen, müssen Sie sich im Klaren sein, dass es um Veränderungen geht. Es erfordert Mut, das Leben nach den eigenen Bedürfnissen zu gestalten und sich selbst zu lieben, insbesondere für uns Frauen, weil wir gelernt haben, erst einmal für andere zu sorgen. Beschwerden und Erkrankungen können hier Verbündete sein, die uns dazu bringen, mehr auf uns selbst zu schauen.

Für das Gesunde bleibt kaum Platz

Gesundheit und Krankheit sind Begriffe, die wir ganz selbstverständlich verwenden, ohne uns weiter Gedanken zu machen. Dabei setzt jede Epoche und jede Kultur ihre eigenen Maßstäbe, und Gesundheit aus heutiger schulmedizinischer Sicht orientiert sich an der Definition der Weltgesundheitsorganisation (WHO): »Gesundheit ist der Zustand vollständigen körperlichen, geistigen und sozialen Wohlbefindens und nicht nur die Abwesenheit von Krankheit und Gebrechen.«

Selbstheilung bei Unterbauchbeschwerden

Fast unerreichbare Maßstäbe, wie ich finde, denn wer ist schon vollständig gesund? Das Leben ist ein ständiges Ausbalancieren von Wohlgefühl und Unwohlsein. Der hohe Anspruch der WHO-Definition von Gesundheit eröffnet dem medizinischen und pharmazeutischen Forschungs-, Diagnose- und Behandlungsbereich unendlich viel Spielraum, der dazu führt, dass sowohl die Arten der Krankheiten als auch die Anzahl der kranken Menschen ständig steigen.

»Warum gibt es so viele Krankheiten und nur eine Gesundheit?«,[49] fragt sich der Philosoph Peter Heintel zu Recht. Er sieht in der Festlegung von Normwerten den ersten Schritt zur Spaltung in eine Gesundheit und viele Krankheiten. Geld und Energie fließen vor allem in den Diagnose- und Behandlungsbereich, und für die Frage, was Menschen brauchen, um sich gesund zu fühlen, bleibt kaum Platz.

Diese Frage ist auch eine sehr heikle, weil sie unsere gesellschaftlichen, oft krankmachenden Strukturen in Frage stellen würde. Das kapitalistische System ist zudem viel mehr daran interessiert, an Krankheiten zu verdienen, und so wächst der pathologische Bereich analog zum Wirtschaftswachstum. Die Wirtschaftskrise löst auch automatisch eine Krise des Gesundheitssystems aus. Trotz des hoch entwickelten Medizinsystems steigt die Zahl der kranken Menschen enorm an, so dass sich die Frage stellt, wo denn das Gesunde bleibt.

Die Entwicklung der Schulmedizin begann eigentlich mit dem Leichnam. Der tote Körper wurde und wird in der medizinischen Ausbildung in Einzelteile zerlegt und erforscht. Diese defizitorientierte »Organ-Spezialisierung« lenkt den Fokus stets auf das Finden von Anomalien, das Festlegen von Grenzwerten und das Behandeln einzelner, für sich stehender Organe. Über die Wechselwirkungen zwischen Körper, Geist und Seele sowie die sozialen Einflüsse weiß die moderne Medizin immer noch wenig. Gleichzeitig sichern die Ausweitung der Krankheitsbilder und die Erfindung neuer Diagnosen das Wachstum der Medizinindustrie. Jede neue Erkrankung bietet ein Feld für weitere Forschung und Spezialisierung. Vor kurzem wurde zum Beispiel die Trauer in die offizielle Liste der psychischen Erkrankungen aufgenommen. In dieser Liste ist seit 1952 die Zahl der psychischen Erkrankungen von 106 auf 300 angestiegen. Wenn heute jemand um einen geliebten Menschen trauert, gilt nicht mehr das Trauerjahr, sondern bereits nach zwei Wochen wird die Person im Stimmungstief für krank erklärt und leidet offiziell an einer Depression.[50]

Besonders die Zugehörigkeit zum weiblichen Geschlecht wird von Ärzt*innen wie ein körperliches Leiden behandelt. Immer jüngere Mädchen werden gynäkologisch erfasst und behandelt, und sämtliche Umbruchphasen wie Pubertät, Schwangerschaft, Geburt und Wechseljahre werden in medizinische Krankheitsbilder verwandelt. So galten beispielsweise in Deutschland im Jahre 2003 schon 72,2 Prozent aller werdenden Mütter als risikoschwanger, wobei die Zahl der Risikoschwangerschaften proportional zur wachsenden Zahl der Ärzt*innen steigt, indem der Blick auf das Pathologische gefördert wird.[51]

Ein weiteres Beispiel ist der künstlich erzeugte Anstieg von Osteoporose-Erkrankungen. Früher sprach frau von Osteoporose nur dann, wenn das altersbedingte Schwinden der Knochenmasse tatsächlich zu einer Fraktur geführt hatte. Heuer ist bereits die Hälfte der Bevölkerung ab 40 Jahren durch Herabsetzung der Normwerte und den Einsatz trickreicher Diagnoseverfahren davon »befallen« und muss bis ins hohe Alter medizinisch versorgt werden.

Das in den 1980er Jahren geprägte Beschwerdebild des prämenstruellen Syndroms hat es möglich gemacht, dass neben Gynäkolog*innen nun auch Psychiater*innen diverse Medikamente an die Frau bringen können.[52] So werden wir um ganz natürliche Gefühls- und Körperregungen, die uns auf unsere Bedürfnisse aufmerksam machen, in doppelter Form betrogen: zum einen, indem

Selbstheilung bei Unterbauchbeschwerden

uns niemand zeigt, mit diesen Gefühlen auf gesunde Art umzugehen, und zum anderen, weil mit Hilfe von Medikamenten diese
Körperregungen weggebügelt werden. Frauen bekommen übrigens
ein Drittel mehr Psychopharmaka verschrieben als Männer, und
markterweiternd werden Beruhigungsmittel bereits vorbeugend und
routinemäßig verabreicht.

In unserem Gesundheitssystem ist jeder bestrebt, Symptome von
Ungleichgewicht rasch und effizient abzustellen. Der Körper wird
als eine Art Maschine betrachtet, wird repariert, oder es werden Er-
satzteile ausgetauscht. Das Thema, das zu diesem Ungleichgewicht
im Leben geführt hat, bleibt. Eine rein symptomatische Behandlung
ohne Veränderung der Lebensweise führt deshalb in den seltensten
Fällen zu einer tatsächlichen Heilung.

Was bedeutet eigentlich Heilung?

Der äußere Arzt behandelt, der innere Arzt heilt. (unbekannte Quelle)

Von der ursprünglichen Bedeutung her wird »Heil«, »Heilung«
oder »Heilkunst« als »Ganz-vollkommen-eins-Sein« gedeutet und
im etymologischen Wörterbuch in Verbindung mit Erbitten, Wünschen, Erlösen gebracht. Der Begriff ist eng verwandt mit dem Begriff
»heilig«, was im vorchristlichen Sprachgebrauch so viel wie »heil-
bringend-heilvoll« bedeutet.[53]

Unter Heilung verstand frau einst etwas ganz anderes als heute.
Heilung hatte demnach mit Spiritualität, Magie und Ganzheitlichkeit
zu tun. Auf dem Weg zum »heilen Menschen« stehen Themen, die
im Sinne von loslassen zu lösen sind und die es im Sinne von Verbindung oder Wiederanbindung zu binden gilt.

Heilung ist in diesem Kontext ein Prozess des Wachsens und Reifens, der durch innere Kräfte angeregt wird. Eine Narbe heilt nicht durch die Salbe und ein gebrochenes Bein nicht durch den Gips. Beides sind den Heilungsprozess unterstützende Hilfsmittel – wie im Übrigen alle ärztlichen Behandlungen. Dass Heilung dabei viel mit Glauben zu tun hat, beweist die Placebo-Forschung, die nachweist, dass allein der Glaube an bestimmte Heilkräfte einen Prozess der Heilung auslösen kann.[54] Einige Wissenschaftler*innen gehen sogar davon aus, dass jedes Medikament ein Placebo ist und die Wirkung hauptsächlich durch die Informationen über das Medikament geschieht.[55]

Heilung hat also immer einen geistigen und spirituellen Hintergrund und grenzt sich damit deutlich von der rein naturwissenschaftlich und symptomorientiert arbeitenden modernen Medizin ab.

Paradoxerweise ist aber gerade das Heilen rein rechtlich nur Mediziner*innen vorbehalten (in Österreich ausschließlich, in Deutschland dürfen auch Heilpraktiker*innen heilen), so dass ganzheitliche Ansätze eher in die unwissenschaftlich-esoterische Ecke gedrängt werden. So wurde zwar der Schulmedizin der Rechtsanspruch auf Heilung übergeben, die aber aufgrund des ihr fehlenden Zugangs zu geistig-spirituellen Dimensionen diese für die Heilung wesentlichen Bereiche gar nicht abdecken kann. Das schürt trotz des medizinischen Fortschritts die Unzufriedenheit der Patientinnen.

Gesundheit in einem ganzheitlichen Ansatz sieht sich immer in der Pflicht, individuelle, familiäre und gesellschaftliche Aspekte in Balance zueinander zu bringen. Denn Gesundheit und Krankheit sind Pole, die wie hell und dunkel, aktiv und passiv zueinander gehören. In Heilungsprozessen werden die polaren Seiten in uns erkannt, angenommen, integriert und in Balance gehalten, was zu einem Höchstmaß an Wohlbefinden und Lebensqualität führt.

Paula beschreibt ihre neu gewonnene Sichtweise: »... *wenn der Körper weiß, wie ich aus dem Gleichgewicht gekommen bin, dann weiß er*

Selbstheilung bei Unterbauchbeschwerden

quasi auch, wie ich wieder zurückkomme ... und es war so, dass ich gesehen habe, wie alles ein Teil von mir ist und es nicht darum geht, in mir jetzt etwas abzutöten oder wegzukriegen, sondern in mir in Balance zu bringen.«

Der Körper ist ein lebendiges System. Wir alle tragen Millionen von Krankheitserregern in uns, die unser Immunsystem im Gleichgewicht halten. Erst wenn dieses Gleichgewicht kippt, werden wir krank. Viele Frauen tragen zum Beispiel jahrelang ohne Beschwerden Zysten, Myome oder Verwachsungen im Unterleib. Erst wenn diese zu groß werden oder den Organismus zu stark belasten, fühlen sie sich krank.

Auch Claudia ist überzeugt, *»dass alle Krankheiten eigentlich in der Seele entstehen, weil etwas im Ungleichgewicht ist, und irgendein Organ schreit Hilfe, jetzt musst du etwas unternehmen.«*

Selbstheilung bedeutet, das sogenannte Kranke als Teil von mir selbst zu verstehen, um das Gesunde dahinter zu entdecken und ins Leben zu bringen und damit einen Rahmen zu schaffen, in dem die eigenen inneren Selbstheilungskräfte und Potentiale aktiv werden können. Die Medizin hilft, indem sie Symptome von außen behandelt, Selbstheilungsberatung begleitet nach innen, um Symptome zu verstehen und so ganz individuelle persönliche Selbsthilfeschritte für die eigene Heilung zu finden.

Mitbestimmung und Eigenkompetenz sind wichtige Faktoren im Heilungsprozess

In der modernen Medizin müssen krankhafte Zustände mit Beschreibungen und Diagnosen so »hergerichtet« werden, dass sie behandlungsfähig sind. Alles, was nicht in diese Schemata passt, kann nicht berücksichtigt werden. Auch Faktoren wie Persönlichkeit und Körpergeschichte einer erkrankten Person und deren Wechselwirkung sind nicht katalogisierbar und werden deshalb nicht erfasst. Die Schulmedizin behandelt deshalb nicht die tatsächliche Erkrankung, sondern stets nur die jeweils definierte Form einer Krankheit.[56] Sobald wir uns dessen bewusst sind, liegt es nahe, sich um den in der Medizin nicht definierten Anteil selbst zu kümmern. Und niemand kennt eine Frau so gut wie sie selbst.

Unsere Apparatemedizin wird oft auch als Angst machend erlebt, weil darin die Patient*innen als Menschen nicht mehr vorkommen. Fast alle meine Klientinnen berichten von Erfahrungen des Sich-ausgeliefert-Fühlens und wünschen sich mehr vertrauensbildende Maßnahmen, zum Beispiel als ganze Person wahrgenommen zu werden und nicht nur als Beschwerde, oder dass sich Behandler*innen die Zeit nehmen zum Zuhören.

Um als Patientin in diesen Situationen die eigene Handlungsfähigkeit und Würde zu behalten, ist Eigenkompetenz die wichtigste Voraussetzung. Mitreden können, indem frau sich mit den für sich selbst relevanten gesundheitlichen Fragen auseinandersetzt, eigene Aspekte und Bedürfnisse in Behandlungspläne und Entscheidungen miteinbezieht[57] und so die abgegebene Verantwortung wieder ein Stück zu sich zurückholt. Dann kann frau auch beginnen, selbst etwas für die eigene Gesundung zu tun.

In der Wildwuchs-Beratung ist die Eigenkompetenz, sprich »Eigenmacht« deshalb ein zentrales Element. Klientinnen erleben das

Selbstheilung bei Unterbauchbeschwerden

Zurückholen ihrer Eigenverantwortung häufig als ein Heraussteigen aus der bisherigen passiven, hilflosen Rolle, und sie fühlen, wie sie in dem Maße wieder in ihre Kraft kommen, in welchem sie ihr eigenes Selbstheilungspotential nutzen.

Wir alle tragen meist ein höheres Maß an Selbstheilungspotential in uns, als wir glauben. Kathrin hat das so erlebt: »*Die Wildwuchs-Arbeit ist ja keine Therapie in dem Sinne, dass dir jemand etwas verabreicht, wie zum Beispiel Globuli oder Akupunktur, und du dabei das Gefühl hast, die Therapie wird das schon machen. Bei mir hat sich vielmehr mein Selbstbewusstsein gestärkt, so dass ich und mein Körper entscheiden, und nicht mehr nur die Behandler. Dieses Aktivsein habe ich auch mit in die Schwangerschaft genommen.*«

Das »Ich-kann-etwas-tun-Erlebnis«, das für Frauen häufig ganz neu ist, aktiviert und stärkt das eigene Selbstverständnis. Kathrin hat daraufhin beschlossen, dass Geburt keine Krankheit ist, und ihre Kinder gesund und wohlbehalten zuhause zur Welt gebracht.

Durch die Selbstheilungsarbeit erwächst eine kraft- und vertrauensvolle Eigenmacht, die Frauen in die Lage versetzt, mit der Bilderarbeit ihren Unterleib vorbeugend zu stärken und so zum Beispiel auf Schwangerschaft, Geburt oder Menopause besser vorbereitet zu sein. Und sie befähigt, im Kontakt mit dem Körper medizinische Entscheidungen und Behandlungen mitzutragen, wie Mizzi berichtet, die ihre OP ganz anders wahrgenommen hat, »*weil ich entschieden habe, dass es passiert. Ich habe mir den Zeitpunkt ausgesucht, habe mich darauf vorbereitet, auch mit Visualisierungen. Das war ein völlig anderer Zugang. Ich bin nicht überrollt worden von irgendwelchen Ereignissen, sondern habe einen sehr großen Teil mitentschieden und mitgetragen.*«

Auch in der medizinischen Praxis hat sich mittlerweile deutlich gezeigt, dass die Zufriedenheit der Patient*innen mit der Behandlungssituation zunimmt, je umfassender die Betroffenen Kenntnis über die individuellen Faktoren haben, da die getroffene Entscheidung ohne falsche Erwartungen und als selbstbestimmt empfunden wird.[58]

Eine Angst erzeugende medizinische Behandlungssituation erhöht die Bereitschaft, alles über sich ergehen zu lassen. Die Kraft innerer Bilder kann dabei helfen, sich bewusst und wissend für oder gegen eine Operation zu entscheiden oder sich und den Körper darauf vorzubereiten.

Bei Tina wurde Endometriose vermutet, und die Ärzt*innen hatten ihr deshalb eine Bauchspiegelung nahegelegt, was sie aber ablehnte. Sie entschied sich dafür, ihre Unterbauchschmerzen selbst zu erforschen und verstehen zu lernen, und sie hat in hoher Eigenverantwortung ihre persönlichen Heilungsschritte gefunden und umgesetzt. Was für Tina das Passende war, kann aber für eine andere Frau völlig überfordernd sein.

Auch Hannahs Umgang mit Krankheit hat sich durch den Selbstheilungsprozess verändert. Sie spürt sehr viel stärker, was sie braucht, was ihr guttut, und sie nimmt sich auch die Zeit dafür. Ein wesentlicher Punkt ist dabei für sie das Bedürfnis nach dem »Durchleben« einer Krankheit, das Zeit braucht und erlaubt, krank zu sein.

Selbstheilung bedeutet, das innere SELBST wieder zu erfühlen und aufzurichten. Klientinnen stellen in der Beratung fast immer die Frage nach ihrem »wahren Selbst«, nach ihrem »Selbst-Bewusstsein« und ihrem »Selbst-Wert«. Über lange Zeit fremdbestimmt, beginnt der Selbstheilungsprozess für sie mit der Suche nach sich selbst. Der Schock über eine Erkrankung oder Krise hat sie wachgerüttelt und von der Entfremdung zur »Heimkehr« bewegt. In den inneren Bildern, die Frauen in der Wildwuchs-Arbeit von sich als heile, gesunde Person sehen, geht es fast immer um ein Aufrichten, das sich auch körperlich in einer betont aufrechten Haltung zeigt.

Selbstbestimmung bedeutet, den eigenen Standpunkt im Gesundungsprozess zu finden. Selbstheilungswege bedeuten für jede und jeden etwas anderes. Dabei geht es nicht darum, Schulmedizin gegen Selbstheilung auszutauschen, sondern darum, beides ergänzend miteinander zu verbinden, um ein Höchstmaß an Eigenkompetenz und Eigenverantwortung für den eigenen Körper zu gewinnen.

Das Denkmodell der KÖRPERLANDSCHAFT

Immer wieder erzählen mir Klientinnen, dass in ihrem Fall die Hormone schuld seien oder die Erkrankung hormoneller Natur sei und dass frau da halt nichts machen könne. Diese Überzeugung erwächst aus einem naturwissenschaftlichen Denkmodell vom weiblichen Körper, das die Hormone als Auslöser verschiedenster Frauenbeschwerden in den Mittelpunkt stellt, denen Frauen mehr oder weniger ausgeliefert sind.

Dem gegenüber steht das ganzheitliche Denkmodell, das von einem Zusammenwirken von Umwelteinflüssen, Lebenseinstellungen, Gefühlen und körperlichen Prozessen ausgeht.[59] Denn auch Hormone produzieren nicht einfach aus sich heraus, sondern unterliegen unterschiedlichsten Einflüssen, die wir wiederum nutzen können, um Körpervorgänge zu beeinflussen und zu steuern. So wird zum Beispiel der Botenstoff Serotonin, dessen Fehlen als Ursache für Menstruationsbeschwerden gesehen wird, im Schlaf, in der Entspannung oder bei Zärtlichkeit und Sex produziert.

Wir haben also die Wahl, chemisch nachgebautes Serotonin in Form von Tabletten zu schlucken oder für uns selbst Bedingungen zu schaffen, die diese Serotonin ausschüttenden Entspannungssituationen ermöglichen. Dieses Schaffen und Steuern von Bedingungen hat den großen Vorteil, dass wir uns bei einer Besserung den Erfolg selbst zuschreiben können, was sich wiederum generell positiv auf unsere Gesundheit und unser Leben auswirkt. Julia: *»Ich hab mich in der Selbstheilungsarbeit gefragt, was das Kranke eigentlich mit dem, wie und was man lebt, zu tun hat. So hab ich durch die Krankheit die Kompetenz entwickelt, zu mir selber zu finden und zu sehen, was mein Weg ist.«*

Angelika Koppe hat das Modell des »Körpergartens«[60] entwickelt und lädt dazu ein, sich den Körper symbolisch als Gartenlandschaft vorzustellen. Denn ein Garten ist geprägt von seiner Bodenbeschaffenheit, dem Kleinklima und dem Umfeld, in dem er entstanden ist. Und er wird gleichermaßen beeinflusst von menschlicher Kultivierung und unzähligen Umweltfaktoren. Ähnlich geprägt wird die eigene KÖRPERLANDSCHAFT vom jeweiligen Geburtsort, von den vorherrschenden Umweltweltbedingungen, von kulturellen und familiären Gegebenheiten und vom gesellschaftlichen und religiösen Wertesystem der eigenen Familie.

Im diesem weiblichen Körpergarten finden sich Bereiche, die nicht betreten werden dürfen oder in denen Verbotsschilder stehen, wie zum Beispiel bei den weiblichen Organen: »Stopp, nur zur Fortpflanzung – ansonsten unnütz!« Dieses Stoppschild kann bereits als kollektive Prägung in uns manifestiert sein, wenn wir geboren werden, so dass wir häufig dazu neigen, bestimmte Regungen der sexuellen oder kreativ-lebendigen Natur zu unterdrücken, wie zum Beispiel spontane Lust auf Küssen oder Sex oder auch auf körperlichen Ausdruck wie Singen und Tanzen – ganz so, wie frau unerwünschten Pflanzenwuchs im Garten zu unterbinden versucht.

Eine Gartenlandschaft verrät viel über das Wertesystem seiner Besitzerin. Meist ist unser eigener Anspruch, dass die Landschaft wohlgeordnet, akkurat zurechtgestutzt und einheitlich in Form gebracht auszusehen hat. Wenn dann dazwischen ein Garten mit individueller Gestalt auftaucht, der vielleicht auch noch ein bisschen wild oder verwildert belassen ist, muss die Besitzerin ziemlich stark sein, um die oft abwertende Haltung der umliegenden Garteninhaberinnen auszuhalten. Es braucht Kraft und Courage, die eigene weibliche Wesensart nicht mehr »beschneiden« und normieren zu lassen.

Als Hüterin Ihres Gartens nehmen Sie Einfluss darauf, was in Ihrem Garten wächst, wie er gepflegt wird und wie das gesamte Ökosystem miteinander in Beziehung steht. Sie entscheiden, wo und wann Zäune gezogen werden, und Sie wachen über die Grenzen. Manchmal graben Frauen in ihren Heilungsprozessen den ganzen Körpergarten um, gestalten ihn neu oder beginnen, ihn nach ihrer ganz eigenen Weise zu hegen, laufen plötzlich barfuß, ohne den Dreck zu scheuen, oder verwandeln ein »Unkraut« in ihr »Heilkraut«. Ihre Erkrankung hat sie mutig genug gemacht, aus der Vereinheitlichung weiblicher »Naturverarmung« auszusteigen und ihre natürlichen Kräfte wieder erblühen zu lassen.

Als Hüterin Ihres Gartens entscheiden Sie auch darüber, mit welchen Maßnahmen Sie ein Ungleichgewicht oder eine Verwucherung wieder ins Gleichgewicht bringen. Denn »in unserem Denkmodell der KÖRPERLANDSCHAFT ist Krankheit ein Ausdruck von Verhältnissen und Zuständen in einer Landschaft, von ihrer Geschichte und Tradition, ihren ökologischen und sozialen Lebensbedingungen, ihren individuellen, tief begründeten Lebenseinstellungen und Alltagshandlungen und ihres spirituellen Lebenssinns.«[61]

Unterdrückung, Missbrauch, Verletzungen oder Vernachlässigung hinterlassen ihre Spuren und erzeugen einen hohen Druck, der die natürlichen Abläufe blockiert. Da der Körper genauso lebendig und kreativ ist wie eine Gartenlandschaft, wird er versuchen, einen Ausgleich zu schaffen, zum Beispiel indem er Wachstum und Zellveränderungen forciert, die, wenn an falscher Stelle platziert, zu Gewächsen wie Myomen oder Zysten führen können. Denn der Körper ist ein äußerst sensibles System, und jeder Einfluss wirkt auf die gesamte KÖRPERLANDSCHAFT. Daher ist es für die Selbstheilung auch von Bedeutung, ob und in welcher Phase der Störung bzw. Erkrankung Sie schützend oder ausgleichend eingreifen.

Wenn Sie in Ihrem Garten eine Stelle brach lassen, wird sie die Natur mit Brennnesseln oder anderen robusten Pflanzen in Besitz nehmen, die sich ohne eine kultivierende Hand ausbreiten und nach und nach alle sensibleren Pflanzen überwuchern. Im Denkmodell der Methode Wildwuchs betrachtet, ist Selbstheilung also der Versuch, die Umstände des Körpergartens so zu beeinflussen, dass ein gesundheitsförderliches Ökosystem entsteht.

Krankheit kann ein Ausdruck des Körpers sein, um auf etwas hinzuweisen, das unserem »Lebensgarten« nicht guttut. Ergo können wir auf unsere Gartenlandschaft einwirken, um wieder gesund zu werden. In dem Moment, wo wir erkennen, wie eine Krankheit gewachsen ist in einem System, in dem alles miteinander verbunden ist, wird auch deutlich, dass das Entstehen weder mit Ursache und Wirkung noch mit der Frage von Schuld zu erklären ist.

Diese Sichtweise auf Krankheit kann helfen, sich von Schuldgefühlen zu verabschieden. Mizzi: *»Ich habe mich immer gefragt, was ich falsch gemacht habe, was ich verhindern hätte können, wenn ich mich nur anders verhalten hätte usw. Das hat mich sehr lange beschäftigt, und das ist auch etwas, das ich verabschiedet habe.«*

Heilsame Abschiede und Zeit zum Traurigsein

Es ist das Sterben, aus dem das Leben kommt.

Auch das aufzugeben, was uns krank macht, braucht Zeit. Das kann ein inneres Muster sein, eine Einstellung, eine Gewohnheit oder eine Sucht, ein bestimmter Umgang mit Situationen, eine Arbeit, eine Beziehung, eine Zugehörigkeit oder ein Ort, der nicht guttut. Es ist zuerst ein inneres Lösen, das sich irgendwann auch durch äußere Veränderung zeigt.

Die meisten Klientinnen ahnen oft schon in der ersten Sitzung, was für sie zu verabschieden wäre, können sich das allerdings noch nicht vorstellen, erschrecken sogar manchmal beim Gedanken daran. Im Laufe des Selbstheilungsprozesses bauen sich neue Kraft und neuer Mut auf, und irgendwann passiert dieser Abschied. Sie berichten dann oft von einer Folgerichtigkeit dieser Abschiede, die genau im richtigen Moment geschehen und plötzlich gar nicht mehr so schlimm sind, wie ursprünglich gedacht.

Auch aktuelle Trauer über eine Erkrankung, einen unerfüllten Kinderwunsch oder alte, nicht gelebte Trauer können in der Erkrankung gebunden sein. Wenn dann durch die Selbstheilungsarbeit der Verdrängungsprozess aufbricht, wird die abgespaltene Trauer freigegeben.

In Krisen- und Umbruchzeiten kann Krankheit als Reaktion auf den Verlust von Altem auftreten und ein Ausdruck von Körpertrauer sein.[62] Mitunter ist Trauer in Gewächsen wie Zysten oder Myomen eingeschlossen, die hervortritt, sobald die Betroffene ihre ungeteilte Aufmerksamkeit darauf richtet. Wird die Trauer dann durchlebt, kann sich die Verkapselung und damit auch die Erkrankung lösen.

Entfremdung, das Nicht-im-Körper-Sein oder alte Verletzungen bewahren Frauen häufig im Körper auf. Nach einer aktuellen Studie der Agentur der Europäischen Union für Grundrechte ist jede dritte

Frau in der EU von sexuellem Missbrauch sowie Abwertung und Entwürdigung von Weiblichkeit betroffen.

Klientinnen mit Unterleibsbeschwerden durchleben in Heilungsprozessen häufig eine Trauer, die mit Abwertung und Schändung zu tun hat. Im Kontakt mit dem Körper spüren sie ihre Traurigkeit über das, was ihnen angetan wurde. Sie erleben meist, dass sich diese Trauer wie eingefroren oder erstarrt, verkrampft oder abgespalten anfühlt und sich als Beschwerde oder als ein Nicht-Spüren des Unterleibs zeigt. Das Fließen von Tränen löst Spannungen, Verkrampfungen oder Beschwerden im Körper, so dass Mitgefühl mit sich selbst und mit dem eigenen Körper wieder möglich wird als Basis für einen achtsameren Umgang. Denn auch der Körper selbst kann Trauer erleben, weil er sich von seiner Besitzerin verlassen fühlt.

Abschiede können von ganz unterschiedlicher Natur sein. In der Beratung erlebe ich oft, dass anstehende Abschiede erst Monate oder Jahre später möglich sind. Und bei den Frauen in meiner Studie waren es dabei auffällig häufig Abschiede von Beziehungen und Beziehungsmustern.

So hat sich Tina von einer unglücklichen Ehe befreit, Hannah von ihren Eltern verabschiedet und Julia innerlich von ihrem Exmann gelöst: *»Geschieden war ich schon vor der Beratung, aber wir waren zehn Jahre zusammen, und ich bin geprägt worden durch diese Beziehung, was sich in meinem Körper als Zyste festgesetzt hatte. Die Wildwuchs-Arbeit hat mir geholfen, nicht nur ihn, sondern diese Verbindung loszulassen und neue Wege ins Ungewisse zu gehen.«*

Das Abschiedsritual, das Julia in der Beratung vollzogen hat, ist kein Element der Methode Wildwuchs, sondern hat sich aus meiner Arbeit in der Partnerwunschberatung entwickelt, bei der Menschen oft deshalb keinen neuen Partner finden, weil sie energetisch noch tief mit dem Expartner verbunden sind. Dieses Ritual eignet sich für das Loslassen von Beziehungen sowie für das Verabschieden von

Selbstheilung bei Unterbauchbeschwerden

inneren Mustern und wird im praktischen Übungsteil unter »Abschiedsrituale« vorgestellt. Dabei geht es neben dem Loslassen auch um die Stärkung der eigenen Identität. Die Frauen erleben dies meist als wesentliches Element für ihr Frausein, und für mich ist es stets verblüffend, wie individuell verschieden diese Rituale verlaufen, beispielsweise bei Julia: *»... um die Beziehung innerlich zum Abschluss zu bringen, habe ich Dinge, die in Verbindung zu meinem Exmann stehen, wie Fotos von uns als glückliches Paar, im Kreis aufgelegt, dann ein Abschiedsritual gemacht, und anschließend bin ich zur Tür raus und habe spontan die Kamera mitsamt den Fotos in den nächsten Müllkübel geschmissen.«*

Der wesentlichste Abschied ist der von der Beschwerde, der Erkrankung an sich. Wenn wir anfangen, uns mit Krankheit auseinanderzusetzen, wird offenbar, wie sensibel unser Organismus ist, wie verletzlich wir sind und wie vergänglich unser Körper ist. Damit verbunden ist die Chance, sich der eigenen Endlichkeit zu stellen und sich mit dem Tod anzufreunden. Krankheit ist letztlich immer eine Entscheidungsfrage zwischen Leben und Sterben. Selbstheilungsarbeit bringt uns unserer weiblichen Urkraft näher, die aber keineswegs nur lieb und nett ist. Sterben, Chaos, Konflikt und Aggression gehören als eigene Anteile dazu.

Auch Claudia hat sich im Heilungsprozess mit dem Tod auseinandergesetzt und ihn ein bisschen mehr in ihr Leben integriert: *»Es war schon in diesem Prozess ein wichtiges Thema, dass der Tod zum Leben gehört. Das war in diesem starken Bild vom Herzkraftwerk ... Das Kraftwerk rennt weiter, und ein alter Baum, der liegt und bleibt einfach auf der Strecke. Das war eine tiefe Erkenntnis, dass der Tod zum Leben gehört.«*

Dieses Bewusstsein hat auch bewirkt, dass Claudia ihre Einstellung zu anderen Themen ändert, zum Beispiel *»einen entspannten Umgang mit Ordnung, mit Zeit, mit Schmutz«* gefunden hat. Verabschiedet hat sie auch den Scheidenpilz, *»der dann wirklich gegangen ist«*. Claudia hat sich mit diesem Abschied wieder stärker ins Leben zurückgetraut.

Schmutz, Chaos und modrige Bäume gehören einfach dazu. Es ist die dunkle Seite im Unterleib, die zyklisch der Menstruationsphase, dem Loslassen entspricht. Klientinnen, die sich von Unterleibsbeschwerden verabschieden und diese Seite kennenlernen, erweitern dadurch ihre Körper- und Lebensräume.

Abschiede können konkret sichtbar oder weniger offensichtlich geschehen, zum Beispiel wenn sich Denkweisen ändern oder wir unsere innere Haltung zu uns selbst erneuern. Und so wie sich Claudias Einstellung zu Schmutz, Ordnung und Zeit gewandelt hat, vollziehen sich viele Wandlungen innerer Muster.

Innere Wandlung und eine veränderte Lebensweise

Einen Selbstheilungsprozess zu durchleben, wird fast immer wie eine innere Wandlung erfahren, bei der das Krankmachende mehr und mehr dem Heilsamen im Leben Platz macht. Es beginnt mit kleinen Veränderungen im Alltag, die die Lebensqualität erhöhen und aus denen Hoffnung, Kraft und Mut für mehr geschöpft werden.

Neben sehr bewussten Handlungen passiert vieles ganz von selbst und ohne unser Zutun. Plötzlich zeigen sich Optionen, wie Begegnungen oder Angebote, die exakt unserem inneren Entwicklungsstand entsprechen. Das Umfeld tritt in Resonanz mit der Person und verändert sich langsam mit, wobei komplexe Veränderungsprozesse, die in der Selbstheilung angestoßen werden, wie etwa Beschwerdefreiheit, Trennung von einem Partner, eine neue Liebe, Schwangerschaft, sexuelle Erfüllung oder das Beenden destruktiver innerer Muster und Süchte, meist länger brauchen und sich erst Wochen, Monate oder auch Jahre nach der Beratung zeigen.

Selbstheilung bei Unterbauchbeschwerden

Selbstheilungsarbeit leitet einen Heilungsweg ein, der uns neu ordnet, wenn er konsequent weitergegangen wird. Mizzi: *»… was sich gleich verändert hat, war der Zugang zum Körper. Der Beratungszyklus aber war der Anstoß für langfristige Veränderungen. Mehr tut sich dann später.«* Mizzi hat gelernt, gut für sich zu sorgen. Sie hat ihre berufliche Arbeit so verändert, dass genug Zeit und Raum geblieben sind für ihre kreativen Bedürfnisse. Auch rund um ihre Operation hat sie sich die Zeit besonders angenehm gestaltet.

Für Andi war der Abschied von Lebensmustern nicht immer leicht: *»Ja, das war der größte Kampf für mich, Lebenszeit wieder zurückzugewinnen, nicht mehr jeden Tag so lange Strecken zur Arbeit zu fahren.«*

Auch Claudia geht jetzt anders mit ihrer Zeit um: *»Ein wichtiger Punkt war, immer schnell zu hetzen, und kaum machst du das Eine, bist du gedanklich schon wieder beim Nächsten. Oder mein Ordnungszwang, der sich in Ordnungslust gewandelt hat. Es macht mir wirklich Freude, Ordnung zu halten, aber zuerst komm ich, und dann kommt die Ordnung.«*

Julia hat ihr Leben radikal verändert: *»… rückblickend fällt mir auf, dass die Wildwuchs-Arbeit insofern eine Wende in meinem Leben war, weil ich nicht nur die Krankheit, sondern über die Krankheit mein Leben heilen konnte: einfach zu meinem wahren Wesen zu kommen und mir das zuzutrauen, was ich wirklich will, und mich nicht von inneren Unsicherheiten und Zweifeln blockieren zu lassen.«*

An diesen geschilderten Erfahrungen wird deutlich, wie sehr körperliches Befinden und die Lebensweise zusammenspielen. Selbstheilung fordert immer eine neue, heilsamere Lebensweise heraus. In Erkrankungen und Beschwerden stecken meist Wachstumspotentiale, die sich im Heilungsprozess öffnen, sich »entwickeln«. Diese Wachstumspotentiale in Form von Fähigkeiten, Bedürfnissen und Lebensrichtlinien sind quasi die Geschenke, und wenn wir in diesem Bild bleiben, kann ein Heilungsprozess das »Auswickeln« dieser Geschenke sein. Denn in der Selbstheilungsarbeit wird der Blick auf das Gesunde gerichtet, das hinter den Beschwerden liegt. Und über die inneren Bilder erhalten wir Informationen, was in unserem Leben fehlt und wie wir unseren Alltag heilsamer gestalten können.

Dabei lassen sich oft neue, ungeahnte Entwicklungspotentiale und Optionen entdecken. Tina: »*... ich bin bei mir angekommen, habe meine eigenen Interessen gefunden, und es hat sich eine ganz neue Dynamik entwickelt. Was sich ergeben hat, waren die Heilkräuter-Ausbildung ... und die Frauenreisen, zum Beispiel nach Malta, oder das Luna-Yoga – da merke ich, wie mich das kräftigt und wie das die inneren Organe stärkt.«* Tina hat viele »Packerl« geöffnet: »*Ich bin offener geworden, viel offener, ... viel weiter und viel freier ...«*

Oft braucht es zur Heilung viel Ruhe und einen Schutzraum, um zu sich selbst zu kommen. Melanie, Hannah und Julia erzählen, dass es für sie sehr wichtig war, Grenzen zu ziehen, Nein sagen zu lernen, um sich einen eigenen Raum zu schaffen, in dem sie sich ungestört von äußeren Erwartungen entdecken und entwickeln konnten.

Claudias Kinderwunschthema zeigt recht gut, dass aus Blockaden, die wie ein Geschenk geöffnet und erkundet werden, gesundes Wachstum entstehen kann: »*... ein Grund für die Beratung war meine Angst, ein behindertes Kind zu kriegen. Mein Körper hat mir gezeigt, dass diese Angst existiert, weil ich mir wünschte, ein behindertes Kind zu bekommen. Dahinter steckte, dass ich mich in meiner Familie einfach nie wohlgefühlt habe ...«*

Claudia erkannte, dass hinter dem »pervertierten« Wunsch nach einem behinderten Kind das Bedürfnis stand, dem eigenen »inneren Kind«, das im Kind-Sein behindert wurde, Zuwendung zu schenken. Durch das Erkennen und Eingehen auf die Bedürfnisse des inneren behinderten Kindes konnte sie sich auf ein gesundes Kind freuen und brachte ein Jahr später eine gesunde Tochter zur Welt.

Auch in ihrem chronischen Scheidenpilz, der sie viele Jahre begleitet hatte, konnte sie ein wichtiges (Lebens-)Thema erkennen: »*Die Sauberkeit spielte hier eine große Rolle und dass ich auch schmutzig sein darf … Nach der Beratung ist der Pilz nie mehr gekommen.*« Claudia hatte für ihren Pilz einen Passierschein gemalt (Abb. Seite 50). In der KÖRPERERKUNDUNG war der Ort ihres Problems der Scheidenkanal, der Höhlenbewohner wie Bären und Fledermäuse braucht. Es fehlten Lebendigkeit und animalische Sexualität. Das Wilde, Freche ins Leben zu bringen, gehört eben auch dazu.

Heilungsprozesse können unterdrückte, abgespaltene oder auch »verwickelte« Geschenke freilegen, die Frauen in ihrer Entwicklung fördern und bereichern. Diese Themen betreffen meist auch das Frausein in unserer Kultur, und wenn Frauen daran wachsen, stärkt das die Weiblichkeit in unserer Gesellschaft.

• Das schöpferisch-kreative Potential aktivieren

Innere Bilder und speziell der Kontakt zur schöpferischen Gebärmutter berühren das eigene kreative Potential, das im Rahmen der Beratung angeregt und genutzt wird. Häufig berichten Frauen, dass sie durch diese Arbeit ihre Kreativität entdeckt bzw. wiederentdeckt haben. Viele Klientinnen malen nach der Beratung weiter, manche verändern auch gemalte Bilder, um ihre Entwicklung zu unterstützen oder sichtbar zu machen. Frauen töpfern, schreiben und gestalten ihre Heilungswege sehr kreativ und eigenwillig.

Julia: »*Ich war eine, die gesagt hat, ich male sicher nicht, denn ich kann nicht malen, aber ich bin motiviert worden. Ich hab dann eine Zeitlang viele Bilder von dem gemalt, was mich bewegt hat. Grundsätzlich hab ich mein kreatives Potential durch die Methode Wildwuchs entdeckt … was ich kann, was ich will, eben Kreativität im Leben, sich selber sein Leben gestalten und nicht gestalten lassen.«*

Viele Klientinnen haben in der Beratungsphase begonnen, ein Tagebuch zu führen, und schreiben noch immer.

Hannah: *»Ich hab ein Buch begonnen, in das ich alles aufschreibe, was mir guttut, und wenn ich es dann aufschlage, sehe ich nur Sachen, die mein Herz erwärmen …«*

Frauen entwickeln Visualisierungen weiter und gestalten ganz eigene schöpferische Heilungsschritte. Elisabeth: *»Ich hab immer wieder visualisiert, wie es sein wird, wenn ich ohne Angst die Regel haben werde, ohne dass mir jedes Mal das Blut bis zu den Knöcheln tropft. Das Bluten wurde dann kontinuierlich weniger.«*

In meiner Beratungspraxis staune ich immer wieder über die Kreativität der Frauen. Sie malen oft richtige Kunstwerke, schreiben Gedichte und Lieder, bringen Collagen, Skulpturen oder Werke aus verschiedensten Materialien mit. Sie schicken mir Fotos von umgestalteten Wohnungen, Gärten und Arbeitsplätzen, von kreativen Heilungsorten, von stärkender, selbst genähter Kleidung oder von ihren magischen Koch- und Kesselzauberkünsten.

● Den Körper als Verbündeten gewinnen

Misstrauen dem eigenen Körper gegenüber ist ein Zustand, mit dem viele Frauen ihren Selbstheilungsprozess beginnen. Ihr Körper mit all seinen Beschwerden ist ihnen in gewisser Weise fremd, und sie zweifeln daran, ihm und den inneren Bildern zu trauen. Je näher sie ihrem Körper kommen und je besser sie ihn kennenlernen, desto mehr wächst auch das Vertrauen. Das ist wie in jeder Beziehung. In der Beratungspraxis zeigt sich dann auch häufig, dass es einen hohen Bedarf an einem »Nachnähren« gibt. Darunter verstehe ich, dass der weibliche Körper generell ein Defizit an »guter Nahrung« und an würdevoller Zuwendung aufweist. Um sich zu einer authentischen Frau zu entwickeln, müssen kleine Mädchen sich willkommen und darin unterstützt fühlen, sich selbst in der weiblichen Geschlechtlichkeit zu entdecken. Wenn Mütter dieses Defizit vorleben mit Bemerkungen wie »Greif da nicht hin« oder »Pfui, wasch dir die Hände«, bleibt der eigene Unterleib unerforscht, fremd und wird zu einem Tabu.

Im Selbstheilungsprozess haben Frauen die Möglichkeit, sich in einem geschützten Rahmen, in dem sie sich gehalten und getragen fühlen, sinnlich zu erkunden und ihren Körper wieder mehr zu spüren.

Julia: *»Ich hab gelernt, mich und meinen Körper neu zu spüren und dadurch auch zu wissen, was ich will, was ich bin, seelisch, und über den Körper die Seele zu spüren.«* Julia hat erkannt, dass sie ihr »Selbst« über den Körper neu aufrichten kann, und darüber auch gelernt, ihre Seele gut zu nähren.

Die Visualisierungen lehren uns, dass unser Körper ein fühlendes Wesen ist, das eine lebendige, ganz eigene Sprache spricht und für die Heilung elementare Informationen bereithält. Durch dieses wiedergewonnene Wissen kann sich eine Körperverbundenheit aufbauen, in der ein »Teamworking« entsteht. Denn der Körper zeigt meist unmissverständlich, was er bzw. was das betroffene Organ braucht und was fehlt.

Sobald Sie also bereit sind, auf Ihren Körper einzugehen und auf ihn zu hören, baut sich eine Beziehung auf, in der Sie lernen, seine Bedürfnisse zu erspüren und die »Qualitäten« Ihrer Organe zu genießen. So vermittelt die Verbindung zur Brust häufig Weichheit und Geborgenheit, zu den Sexualorganen Lust und Freude, zur Gebärmutter Intuition und Schöpfungskraft. Wenn zum Beispiel eine erkrankte Brust sich Berührung wünscht, kann frau durch das Auflegen ihrer Hände immer wieder Verbindung zu ihnen aufnehmen und dadurch auch Weichheit und Geborgenheit für sich selbst tanken. Das stärkt nicht nur die Beziehung zur eigenen Brust, sondern auch zu sich selbst und zu der weiblichen Nahrungsquelle.

Um sich besser spüren zu lernen, sind körperliche Erfahrungen ein besonders geeignetes Mittel. Häufige Botschaften in den Visualisierungen lauten deshalb, Körperliches wie Sport, Bewegung oder Massagen zu machen. Claudia hatte in ihrem Selbstheilungsprogramm die Aufgabe, den Körper mit Erde, Schmutz, Schlamm oder Lehm zu beschmieren: *»Das mach ich noch immer manchmal, … sich komplett einschmieren und sich dann wie eine Stammesfrau fühlen, ja, das ist super … ich glaub, ich brauche das auch, immer wieder so ganz den Körper spüren.«*

Auch Tina ist zu sich nach Hause gekommen, in ihren Körper eingezogen. Sie hat ihren Unterleib mit neuem Leben gefüllt: *»Durch den innigen Kontakt zu meinen Geschlechtsorganen habe ich keine Schmerzen beim Geschlechtsverkehr mehr, was auch partnerabhängig ist, und auch das hat sich durch die Beratung verändert, da ich mich von meinem damaligen Partner getrennt habe.«*

Je mehr Türen wir in diesem Haus öffnen und je mehr Räume wir erkunden und kennenlernen, desto intensiver und stärker wird unsere Leibverbundenheit und desto mehr können wir auch unsere Leibweisheit wieder nutzen. Unser Unterleib ist dabei ein besonders mächtiger Raum, und es zahlt sich aus, ihn zur weiblichen Heimat werden zu lassen, zur Basis unseres Hauses.

• Die eigene weibliche Identität stärken

In dem Moment, in dem sich Frauen wieder ihrem Körper annähern, lösen die Beschwerden im Unterleib, dem weiblichen
Zentrum, meist auch ein Hinterfragen des eigenen Frauenbildes aus,
das uns mit vertrauten und weniger vertrauten weiblichen Aspekten
konfrontiert. Zum Beispiel kennen wir Fürsorge als weiblich-mütter-
liche Eigenschaft gut, haben wir doch gelernt, andere zu umsorgen.
In Selbstheilungsprozessen lernen wir nun, auch gut für uns selbst zu
sorgen, uns selbst zu verwöhnen und uns selbst eine liebevolle Mutter zu sein. Elisabeth: *»Ich habe als Mädchen alles erfüllt, was erwartet
wurde. Ich war zwar nie ein Bub, aber trotzdem praktischer, schneller, und
ich habe mehr gewusst als meine Brüder.«*

Aus diesem Leistungsmuster ein Stück auszusteigen und sich in
ihrem weiblichen Potential zu entdecken und anzunehmen, war der
Selbstheilungsprozess von Elisabeth. Sie hatte durch ein relativ großes Myom starke Blutungen, die sie jedes Mal erschreckten und die
sie heftig mit ihrem Frausein konfrontierten.

Paula hatte ein ähnliches Identitätsproblem: *»Ich bin mit zwei
Brüdern aufgewachsen und war überhaupt mehr wie ein Junge. Ab einem
gewissen Alter konnte ich nicht mehr mit ihnen spielen, was für mich ziemlich schwierig war, denn wenn ich nicht mehr zu ihnen gehörte, was war ich
dann jetzt? Ich hab mir gedacht, ich müsste nun auch Stöckelschuhe anziehen, mich schminken und alle diese Sachen machen, weil ich mich nicht gut
genug gefühlt habe, wenn ich einfach so Frau bin, wie ich es eigentlich von
meiner Natur her sein will.«*

Was macht eigentlich Weiblichkeit hinter den sichtbaren äußeren weiblichen Attributen aus?

Diese Frage ist in unserer Kultur nach wie vor (oder wieder) offen.
Denn nicht nur Frauen, die an Unterleibsbeschwerden leiden, haben
damit ein Problem. In der Selbstheilungsberatung zeigen sich Frauen

im Hinblick auf ihre eigene Weiblichkeit oft verunsichert und irritiert, gleichzeitig aber auch neugierig.

Zu den weniger akzeptierten und eher uncharakteristischen Aspekten von Weiblichkeit gehören Gefühle wie Wut und Trauer, das Grenzenziehen und Neinsagen, für die eigene Bedürfnisse eintreten und »sich das Beste gönnen«, Lust genießen, das »Raumnehmen« und das Delegieren. Diese Qualitäten können in der Selbstheilungsarbeit entdeckt und gefühlt werden. Unterleibsbeschwerden können so einen unterstützenden Hinweis auf das eigene Frausein aufzeigen. Eine krampfende Gebärmutter wendet sich zum Beispiel an ihre Besitzerin mit der Botschaft: »Da, schau her zu mir, du bist eine Frau, hier gibt es spezielle Bedürfnisse, du wirst gebraucht!«

• Die Erfahrung des All-Eins-Seins

Im Zustand tiefster Entspannung, in dem Visualisierung möglich wird, erleben Frauen innere Bilder oft wie Geschenke aus einer spirituellen Welt, wie Eingebungen von ihrer inneren Stimme, die sie empfangen dürfen, und erfahren im Kontakt mit dem Körper und der inneren Weisheit Gefühle von Verbundenheit und Getragensein, durch die es ihnen leichterfällt, loszulassen. Über die Berührung mit der inneren Weisheit berichten viele Frauen als eine ganz innige Nähe zu sich selbst und ein Gefühl der Verbundenheit mit allen Wesen, der Natur, dem Kosmos. Ein Eingebundensein, ein Urvertrauen, aus dem sich eine Erfahrung des All-Eins-Seins entwickelt und die als andächtige oder heilige Stimmung erlebt wird, weil das »Heil«-Sein und »heilig« viel miteinander zu tun haben.[63]

Und in Selbstheilungsprozessen gibt es immer wieder heilige Momente. So wird die Gebärmutter häufig als heiliger Raum erlebt, oder es entsteht das Gefühl, in eine Kathedrale, ein Schloss oder einen heiligen Tempel einzutreten.

Tina erzählt: »*Ja, der Kontakt mit der Gebärmutter, da reinzugehen …
innen war alles gepolstert und wie eine Krone … es war so ein schöner Ort
mit einer entspannten Stimmung, das wirkt noch immer.*«

Bei der Methode Wildwuchs führt die Reise zur weisen alten Frau
zur inneren Weisheit, die um die schöpferisch-kreativen Kräfte weiß.
Die WEISE ALTE ist aber auch Mittlerin zu einer spirituellen Ebene.

Weibliche Spiritualität ist eng mit dem Körper und der Erde verbunden, und wir bringen über unseren Körper Fruchtbarkeit, Leben
und Licht in die Welt. Wir brauchen eine starke Verbindung mit
der Erde, mit der Materie, um dieses Licht in uns tragen zu können.
Unsere Gebärmutter als Sitz unserer weiblichen Seele braucht die
Verbindung zur Erde, um unseren »Kessel« immer wieder mit Energie aufzufüllen.

Häufig erleben Frauen ihre inneren Bilder deshalb als erdige Spiritualität in der Natur. Der Kontakt mit »Mutter Erde« und »Boden
unter den Füßen haben« sind stabilisierende Elemente in der Selbstheilungsberatung. In der ANALYTISCHEN VISUALISIERUNG zum Beispiel
verwurzelt sich die Klientin mit der Erde.

Tina hat durch die inneren Bilder auch die Kraft der Erde entdeckt: »*In die Natur zu gehen, gibt mir Kraft … diese Grünkraft.*«

Heilungsprozesse beinhalten immer Verbindung und Wiederanbindung an etwas Verlorenes oder Entfremdetes. Ob diese
Verbindung eine rein körperliche oder eine mehr seelisch-spirituelle
Erfahrung ist, das entscheidet jede für sich selbst. Manche Frauen
verbinden sich wieder mit ihren Organen, andere mit der Natur, und
wieder andere entdecken innerhalb des Heilungsprozesses ihre spirituelle Seite. In der Wildwuchs-Beratung wird der Rahmen für vieles
offengehalten.

● Das »Bauchhirn«

Der enge Kontakt zum Körper lehrt uns, auch im Alltag auf dessen Signale zu achten. Der Gehirnforscher Antonio Damasio hat herausgefunden, dass Entscheidungen nicht primär durch logisches Denken, sondern über das sogenannte Bauchgefühl getroffen werden.[64] Denn der Körper kann denken, und der Bauch ist anscheinend ein eigenes Zentrum. 100 Millionen Nervenzellen umhüllen zum Beispiel den Verdauungstrakt.

Das Bauchhirn produziert Nervenbotenstoffe wie Serotonin oder Dopamin, arbeitet autonom, und 90 Prozent der Verbindungen laufen vom Bauch zum Gehirn und nicht umgekehrt. Der Verdauungstrakt ist ein hochsensibler, eigenständiger, fühlender, denkender und sich erinnernder Organismus, der uns sein Wissen und seine Erfahrung zur Verfügung stellt, um »aus dem Bauch heraus« zu entscheiden. Redensarten wie »Es schlägt mir etwas auf den Magen« oder »Mir ist eine Laus über die Leber gelaufen« weisen darauf hin, dass der Bauch ein emotionales Zentrum ist. Wir spüren Gefühle körperlich oft sehr unmittelbar im Bauch, aber auch in anderen Bereichen, wie zum Beispiel im Unterleib oder am Rücken.[65]

Körperempfindungen, die uns zeigen, ob etwas gut für uns ist oder nicht, werden als somatische Marker bezeichnet. Wenn Ihnen zum Beispiel eine Begegnung bevorsteht, die Sie schon einmal als unangenehm erlebt haben, kann Ihr Körper entsprechend reagieren und plötzlich ein unangenehmes Gefühl wie Übelkeit oder Bauchweh verursachen. Oder wenn Sie sich in einer Beziehung immer angespannt und gereizt fühlen, diese Spannung auch körperlich wahrnehmen und weiterhin in dieser Beziehung bleiben, kann diese Dauerspannung als somatischer Marker zu einer Erkrankung führen.

Wenn Sie nun in Ihrem Körper wohnen und sich darin wohlfühlen, nehmen Sie somatische Marker viel eher wahr und werden wahrscheinlich viel schneller etwas tun, damit Sie sich wieder wohlfühlen. Hannah spürt in den Körper, wenn sie unzufrieden wird: »*Wenn ich merke, dass ich unrund bin, dann schaue ich auch in den Körper, und ich schaue oft nach, wie es meiner Wirbelsäule geht und dass sie schwingt.*«

Und für Melanie ist ihr Unterleib wie ein Barometer: »... *wenn ich etwas tue, was mir nicht guttut, ‚meldet‘ er es sozusagen, und wenn ich etwas tue, was mir guttut, merke ich das auch ganz deutlich.*«

In der Selbstheilungsarbeit entwickelt sich der Unterleib meist von einem angstbehafteten, angespannten Raum zu einem wohlig entspannten Ort. Dabei nimmt die Gebärmutter eine besondere Rolle ein.

● Die Gebärmutter als innere »Komplizin«

Eigentlich hab ich es meiner Gebärmutter zu verdanken, dass ich hier sitze und dieses Buch schreibe. Vor ca. 25 Jahren las ich in der Wiener Stadtzeitung »Falter« ein Inserat, das zu einer »Reise in die Gebärmutter« einlud. Neugierig geworden, machte ich mit und hatte ein höchst erstaunliches Erlebnis, bei dem meine Gebärmutter sich durch den Kontakt mit meinem Bewusstsein in heftiger, fast stürmischer Weise von sehr alter, schwarzer Energie befreite, dann ganz still wurde und anschließend zu mir sagte: »Wenn du dich mit mir verbindest, kannst du alles erreichen.«

Anfangs nahm ich das Erlebte gar nicht ernst, aber dieser Satz tauchte immer wieder auf, entwickelte sich zu einem roten Faden und brachte schließlich meine ganze berufliche Laufbahn in eine andere Richtung. Ich intensivierte den Kontakt und habe seither eine sehr enge Verbindung zu meiner Gebärmutter, mit der ich vieles bespreche und die mir oft auf ihre ganz eigene Weise antwortet. Als ich einmal auf einem Kongress einen Vortrag halten sollte, der mir Angst machte, ging ich vorher auf die Toilette und sagte meiner

Gebärmutter, dass ich mich am liebsten hier einsperren würde. Sie gab mir den Befehl: »Geh rauf auf die Bühne, lächle mir zu, und ich mach die Arbeit, vertraue mir!« Ich wurde ganz seltsam ruhig, und tatsächlich sprudelte es aus mir heraus wie aus einer Quelle. Es war einer meiner besten Vorträge.

Wenn Frauen sich mit ihrer Gebärmutter verbünden, kommen sie in Kontakt mit ihrer weiblichen Eigenmacht. Sie entwickeln in der Selbstheilungsarbeit oft ganz innige, zuweilen auch eigenwillige Beziehungen zu ihrem weiblichsten aller Organe, wie zum Beispiel eine Klientin, die ihre Regel nicht bekam. Sie fragte ihre Gebärmutter, was sie tun kann, und diese verlangte von ihr, dass sie ihr an einem bestimmten Platz in der Natur ein Gedicht schreiben sollte. Als sie mit dem fertigen Gedicht in der Wiese lag, begann sie zu bluten.

Oder wie Elisabeth, die sich nach Rücksprache mit ihrer Gebärmutter gegen eine Organentfernung und für eine Embolisation entschied, eine Therapieoption, die Gynäkolog*innen oft nicht ansprechen, weil sie ausschließlich von Radiologen durchgeführt wird. Elisabeth hat durch diese Erfahrung ihrer Gebärmutter gegenüber eine besonders bewusste Wertschätzung aufgebaut und ist sehr glücklich, sie behalten zu haben.

Und Claudia ist seit ihrer Schwangerschaft voller Dankbarkeit und Respekt: *»Meine Gebärmutter ist für mich ein Wunderding, vor dem ich immensen Respekt habe, vor allem nachdem ich eine Schwangerschaft erlebt habe. Ich bin in ihr zuhause (streicht zart über den Unterbauch), das ist ein guter Platz, und ich bin in Frieden mit ihr, weil es jetzt nicht mehr der Schmerz ist, mit dem sie Aufmerksamkeit verlangt.«*

Eine Klientin kam in die Beratung, weil sie keine Lust auf Sex hatte. Sie besprach das Problem mit ihrer Gebärmutter, die ihr antwortete: »Wenn ich sein darf und akzeptiert werde, könnte ich für

Freude sorgen und ein wohlig warmes Gefühl aussenden.« Das waren klare Worte, was hier fehlte. Im Alltag setzte die Klientin das folgendermaßen um: Sie legte täglich ihre Hände auf die Gebärmutter, lächelte ihr zu und atmete tief in sie hinein.

Durch diese Verbindung lernte sie schrittweise, sich selbst und ihre sexuellen Gefühle stärker und teilweise völlig anders zu erspüren. Neben weiteren Maßnahmen brachte diese Erfahrungen große Lust in ihr Leben zurück.

Einer anderen Klientin, die Geschlechtsverkehr als unangenehm bis schmerzhaft empfand und meinte, das über sich ergehen lassen zu müssen, zeigt ihr Unterleib nach einem Besuch unmissverständlich, wann das Eindringen eines Mannes nicht okay war, indem sie immer dann ein rotes, schräges Kreuz quer über ihrer Scheide sehen konnte. Anfangs ignorierte sie dieses Zeichen, dessen Farbe aber an Intensität zunahm, bis es einfach irgendwann nicht mehr zu übersehen war. Sie trennte sich daraufhin von ihrem Partner und lernte eine für sie bis dahin unbekannte Form der Sexualität kennen, die Lust bereitete und schmerzfrei war.

Selbstheilungsberatung kann ein guter Weg sein, eine heilsame Beziehung zum eigenen weiblichen Zentrum aufzubauen. Liebe Frauen, macht Eure Gebärmutter zu Eurer Verbündeten, begegnet ihr mit Aufmerksamkeit, Respekt und Dankbarkeit, und Ihr werdet staunen, was alles möglich wird!

• Harmonie, Wut und Grenzen

Sich zu kümmern, für andere zu sorgen und Harmonie zu erhalten, ist uns Frauen ein großes Anliegen. Dabei haben wir gelernt, uns und unsere Bedürfnisse zurückzunehmen. In dieser Position bleibt für Wut und Abgrenzung aber nicht genügend Raum, weshalb wir uns häufig schwertun, laut oder wütend zu werden. Wut sitzt meist im Unterbauch, der wiederum Frauen oft fremd ist, was ihnen den Zugang erschwert. Wenn sie dann in Kontakt mit ihrer Wut kommen, kann das ziemlich erschreckend sein, wie bei Claudia, die erkennen musste, *»dass diese ganze Wut, die ich auf andere projiziere, in mir ist, dass ich die bin, die so aggressiv ist, und nicht die anderen.«*

Wut ist deshalb in Selbstheilungsprozessen fast immer ein Konfliktthema. Wenn sich die Gebärmutter zusammenkrampft, kann das ein Ausdruck von Wut sein, und insbesondere die aus den Tiefen der Gebärmutter aufsteigende Wutkraft kann eine sehr reinigende und heilsame Wirkung haben.

Viele Frauen spüren ihren Zorn besonders um die Zeit der Regel und sehen regelrecht »rot«! Früher hatte ich ebenfalls vor und während der Menstruation häufig Wutausbrüche, die ich aufgrund der Intensität und Wirksamkeit als »heiligen Zorn« oder »Drachenkraft« bezeichnet habe. Dieser »heilige« oder »heilende« Zorn lässt uns ganz bei uns selbst bleiben, er macht keine Vorwürfe, er beschimpft und verletzt niemanden, er drückt einfach durch Körper und Stimme das Gefühl und die dahinterliegenden Bedürfnisse aus, wie zum Beispiel »Ich halte diese Unordnung nicht mehr aus« oder »Ich brauche hier Ordnung« anstatt »Sei nicht immer so schlampig« oder »Räum endlich auf«.

Durch die Annäherung an die unterdrückte Wut, die die Klientinnen häufig erst in der Beratung kennenlernen, werden in der Selbstheilung auch die Grenzverletzungen bewusst, die an uns begangen worden sind, wann immer wir uns von anderen unter Druck gesetzt, beengt, benutzt oder missbraucht gefühlt haben. Gleichzeitig werden die Fähigkeiten gestärkt, für sich selbst und die eigenen Bedürfnisse einzustehen, konfliktfähiger zu werden und NEIN zu sagen.

Die Mutter-Tochter-Beziehung

Selbstheilungsprozesse verändern zwangsläufig nicht nur die Beziehung zu uns selbst und zu unserem Körper, sondern auch zu anderen Menschen, privat und beruflich.

Die geringe Wertschätzung von Mädchen hat in vielen Ländern eine lange Tradition und ist nach wie vor vielerorts als kulturelle, religiöse oder ökonomische Überzeugung tief in der Gesellschaft verankert. So leisten Frauen zwei Drittel der Weltarbeit, bekommen aber nur zehn Prozent des Lohnes und verfügen über gerade einmal ein Prozent des Weltvermögens.[66]

Dieser Umstand hat nicht nur Auswirkungen auf das Selbstbild von Frauen, sondern auch auf deren Gesundheitszustand. Denn Armut macht krank, und Gesundheit kostet Geld. In der Selbstheilungsarbeit entsteht deshalb häufig auch der Wunsch nach beruflicher Veränderung, wobei die Klientinnen entweder die Qualität des bestehenden Arbeitsplatzes für sich zu verbessern versuchen oder beginnen, sich beruflich neu zu orientieren. Und in meinem Berufscoaching bestätigt sich immer wieder, dass über die Kraft innerer Bilder weit mehr möglich ist, als gemeinhin geglaubt wird.

Auch persönliche Beziehungen können sich in Krankheits- bzw. Krisenzeiten verändern, können auseinanderbrechen oder intensiver zusammenwachsen. Was sich so gut wie immer wandelt, ist die Qualität der Beziehungen, da im Selbstheilungsprozess der Lebensweg von den Bedürfnissen des Körpers neu ausgestaltet wird.

Der erste Schritt ist dabei, die Beziehung zu sich selbst zu stärken, was mit einer intensiven Ausrichtung nach innen beginnt. Meine Klientinnen entwickeln dabei meist eine von Selbstliebe getragene Fürsorge und machen manchmal eine richtige Kehrtwende durch: von der Versorgung anderer hin zur Selbstfürsorge. Aus dieser gesundenden Beziehung zu sich selbst entwickeln und ordnen sich auch sukzessive die eigenen Außenbeziehungen neu, und durch eine sensibilisierte Wahrnehmung wird klarer, welche Menschen einem guttun und welche nicht. Die inneren Bilder geben dabei wesentliche Hinweise.

Frauen tun sich mitunter schwer, sich vom Frauenbild der Mutter zu lösen. Entweder weil sie sich schuldig fühlen, ihre Mutter zu »überholen« gemäß dem Motto »Mir darf es nicht besser gehen als ihr«. Oder es fehlt die Vorstellung, die Vision, was ein gesundes, lustvolles Frausein ausmacht. Sich diese Muster genauer anzuschauen, sich mit ihnen auseinanderzusetzen und sie zu verabschieden, um sich besser um sich und das eigene Wohlergehen kümmern zu können, ist ein weiterer wichtiger Schritt in der Selbstheilungsarbeit.

Denn bei Frauenerkrankungen spielen aus meiner Erfahrung die Erkrankungen oder Lebensmuster der Mutter oder anderer weiblicher Verwandter eine ganz entscheidende Rolle, und gerade bei Erkrankungen der weiblichen Organe zeigt sich die Verbindung zur eigenen Mutter bzw. zur weiblichen Linie oft über sogenannte vererbte Beschwerden.

Diese Mutter-Ahninnen-Thematik kommt in der klassischen Wildwuchs-Methode etwas zu kurz, da die komplexen Mutter-Tochter-Beziehungen aus mehr als nur Glaubenssätzen bestehen. Deshalb habe ich für diese Thematik spezielle Rituale und Visualisierungen entwickelt, wie zum Beispiel Ursachenarbeit. Beispiele und Anleitungen dazu finden Sie im praktischen Übungsteil des Buches.

Andi sieht bei ihrer Zyste einen Zusammenhang mit ihrer Ahnenlinie, allen voran ihre Mutter, die auch eine Zyste am Eierstock hatte und später an diesem Eierstock an Krebs erkrankte: *»Das ist die identische Thematik bei uns: sich nicht selbst zu leben, viel für andere zu tun, pflichtbewusst zu sein und zu funktionieren.«* Ihre Mutter hatte ihr ein Bild von der aufopfernden, leidenden Frau vermittelt und ihr bei der ersten Regel gesagt: *»Aha, du Arme, es fängt bei dir jetzt auch an.«* Andi versucht nun, ihr Frausein anders zu leben, und hat sich auch etwas distanziert: *»Ich habe jetzt weniger Kontakt und fühle mich auch nicht mehr so verpflichtet.«*

Diese innere Ablösung von der eigenen Mutter passiert oft gleichzeitig mit einem »Mutter-Werden« für sich selbst. Das soll nicht heißen, dass es keinen Kontakt mehr zur Mutter gibt, sondern dass dieser Kontakt ehrlicher und auf gleicher Augenhöhe geschieht, weil die Tochter Verantwortung für sich selbst übernimmt und ein Stück erwachsener wird. Es geht also nicht darum, sich von der Mutter zu distanzieren, sondern von ihrem Leidensmuster.

Elisabeth fühlt sich schuldig am Leiden der Mutter, *»weil sie nie das Leben geführt hat, das sie leben wollte. Sie fühlte sich immer überfordert …, so dass ich mich entschuldige, sie überhaupt belastet zu haben.«*

Dieses Gefühl, das viele Frauen kennen, macht es oft noch schwieriger, einen lustvolleren Weg zu gehen.

In Mizzis Lebensgeschichte haben sowohl ihre Großmutter als auch ihre Mutter Myome: *»Meine Mutter hat von ihrer Mutter mitbekommen, dass man alles aushalten muss und mit Problemen fertig wird, indem man nicht drüber redet, weil das Leben hart ist. Sie lässt sich nach außen hin nichts anmerken, wenn es ihr schlecht geht.«*

Dieses »harte« Frauenbild ist im kulturgeschichtlichen Kontext der Kriegs- und Nachkriegszeit gewachsen, als es hauptsächlich um existenzielle Fragen ging. Mizzi ist dagegen in eine Zeit hineingeboren, in der Frauen es sich wieder leisten konnten, auf sich zu achten. Mizzis Beziehung zu ihrer Mutter hat sich in den letzten Jahren sehr positiv verändert, und sie kann sich vorstellen, dass ihre Trauer auch ein Abschied von einem alten, ungesunden Frauenbild war.

Julia erlebte durch ihre Mutter, dass ihre Brüder mehr geliebt wurden, wertvoller waren und mehr Freiheit hatten: *»Als Jugendliche habe ich mich eher männlich hergerichtet, habe meine Weiblichkeit ver-*

steckt, weil ich immer das Gefühl hatte, dass meine Mutter den drei Jahre jüngeren Bruder mehr liebt als mich.«

Die Abwertung, die Weiblichkeit erfährt, und die Selbstverleugnung, die in der weiblichen Linie weitergegeben wird und die sich als Beschwerden in den weiblichen Organen manifestieren kann, ist sehr vielfältig.

In der Selbstheilungsberatung wird sehr häufig sichtbar, dass Unterleibsbeschwerden fast immer auch mit dem Frauenbild in Verbindung stehen, das uns unsere Mütter vorgelebt haben. Heilung beinhaltet hier, das übernommene Frauenbild zu verändern.

Selbstheilung und Partnerschaft

Selbstheilungsprozesse beeinflussen die Partnerbeziehung. Dieser Einfluss kann stärkend, harmonisierend, konflikthaft oder auch trennend sein, sorgt in jeden Fall aber für Ehrlichkeit und Wahrhaftigkeit in der Beziehung, was manches Mal schmerzhaft, auf Dauer aber für alle Beteiligten in jedem Fall gesünder ist.

Andi hat in der ANALYTISCHEN VISUALISIERUNG mit ihrem Herzen über ihre Partnerschaft gesprochen, und das Herz hat ihren Partner als ebenbürtiges Wesen mit einem leuchtenden Herzen gezeigt. Es war für sie das innere Bild einer zuverlässigen Verbindung, das sie sehr kraftvoll und stärkend erlebt hat. Tina hat sich von ihrem Mann getrennt, der sie als Frau nicht geachtet hat. Sie hat gelernt, sich selbst zu schätzen und ihre Bedürfnisse ernst zu nehmen.

Hannah achtet sehr darauf, ob ihr Beziehungen guttun, und führt es auf die Selbstheilungsarbeit zurück, dass sie jetzt andere Beziehungen lebt: *»Weil ich viel mehr in mich hineinspüre, ob der passt oder nicht ... dieses Bauchgefühl habe ich früher nicht so genutzt ...«*

In die Partnerschaft spielen fast immer Krankheits- und Heilungsprozesse mit hinein, und dabei neigen Frauen tendenziell eher dazu,
sich zugunsten der Beziehung zurückzunehmen und die Verantwortung für die Beziehungsarbeit zu übernehmen. Sie können es nicht
oder nur schwer aushalten, wenn es aufgrund ihrer Veränderung zu
Konflikten kommt. Hin und wieder bringen Klientinnen deshalb ihre
Partner mit in die Beratung, und hier habe ich schon ganz sensible,
vertiefende und überraschende Prozesse begleitet.

Persönliche Stopps und Widerstände

Wenn Altes, Vertrautes sich zu lösen beginnt und das Neue noch
nicht da ist, entsteht Unsicherheit, die oft nur schwer auszuhalten ist
und die Widerstand erzeugt. Wir Menschen reagieren auf Belastun-
gen und Erkrankungen meist mit Stillstand. Wir blockieren, leugnen,
ignorieren und verdrängen, um nichts verändern zu müssen. In der
Wildwuchs-Beratung wird diesen sich zeigenden Widerständen und
Stopps besondere Bedeutung beigemessen. Sie bergen starke Potentiale, die es freizulegen gilt, damit weitere Heilungsschritte möglich
werden.[67]
Zu Beginn der Beratung haben Klientinnen manchmal Angst da-
vor, keine oder zu bedrohliche Bilder zu sehen. Die Erfahrung zeigt,
dass unser Inneres nur das freigibt, was wir auch zu sehen bereit
sind. Die von Körper und Seele initiierten Bilder sind meist sehr eigenwillig und nicht mit medizinischen Röntgenbildern vergleichbar.
Sie zeigen mitunter etwas, das medizinisch nicht nachweisbar ist,
und können umgekehrt bestimmte Bereiche im Körper nicht zeigen,
die medizinisch nachweisbar sind – was übrigens auch im medizinischen Diagnosesystem passiert, wenn bei Beschwerden medizinisch

nichts gefunden wird oder sich Veränderungen im Röntgenbild zeigen, die keine Beschwerden verursachen bzw. bei der nächsten Kontrolle nicht mehr nachweisbar sind. Die inneren Bilder zeigen das, was wichtig ist, und es lohnt sich, sie näher anzuschauen, egal, wie sie sind. Es sind eben die ureigenen Bilder, die genau so, wie sie sich zeigen, richtig sind.

Wenn jemand keine Bilder sieht oder Bilder nur aus einem Abstand heraus ansehen kann, bedeutet dies immer eine absolute Grenze, ein Stoppsignal in der Selbstheilungsarbeit, für das es immer einen guten Grund gibt, auch wenn dieser erst einmal nicht logisch erscheint. Der Körper verwehrt zum eigenen Schutz den weiteren Einblick, und es ist wichtig, sich dieser Grenze bewusst zu werden.[68] Erst wenn die Klientin diese Grenze anerkennt und sich deren Bedeutung bewusst ist, kann sie entscheiden, ob sie weitergehen möchte.

Eine andere Form des Widerstandes ist das Einschlafen während der Visualisierung, wobei die Betreffenden erstaunlicherweise meist an der wesentlichen Stelle wieder aufwachen bzw. die wichtigsten Informationen hinterher trotzdem präsent sind. Interessant ist dabei immer, an welchem Punkt der Visualisierung die Klientin einschläft, weil meist genau da der Widerstand beginnt. Manchmal tauchen Bilder dabei erst im Nachgespräch oder durch intuitives Malen oder Formen auf. Natürlich kann das Einschlafen auch einfach ein Hinweis darauf sein, dass viel Schlaf und Ruhe nötig sind und im Alltag nur das Allernötigste getan werden sollte, weil diejenige einfach erschöpft ist und erst wieder zu Kräften kommen muss. Ruhe und Schlaf sind dann Selbstheilungsschritte, die ins Trainingsprogramm mit hineingenommen werden.

Elisabeth ist bei der Visualisierung KÖRPERERKUNDUNG an dem Punkt eingeschlafen, als es darum ging, sich selbst als Frau wahrzunehmen, und erst wieder aufgewacht, als sich ein weiterer Ort

Selbstheilung bei Unterbauchbeschwerden

zeigte, der mit der Erkrankung in Verbindung stand: ihre Myome, die *»interessante, große Gebilde waren, so groß wie ich selber, gar nicht unangenehm, man konnte sie umarmen, wie Wackelsteine, wie ein celluliteartiges weibliches Stück warmer Haut.«* An diesem Ort konnte sie die Krankheit in Form einer Gestalt sehen. Ihre Frage an die Gestalt lautete: *»Sieht man mich überhaupt als Frau, nimmt man mich wahr?«* Die Wahrnehmung ihrer Weiblichkeit, die für sie als Thema in der gesamten Beratung so wesentlich war, hat sich trotz des Einschlafens gezeigt.

Andi, die ebenfalls in der Beratung häufiger einschlief, fühlte sich erschöpft und meinte im Nachhinein, dass es vielleicht doch nicht der richtige Zeitpunkt für die Selbstheilungsberatung war. Sie sprach von sich aus an, dass ihr Einschlafen mit Widerstand und Blockaden zu tun hatte. Die Wildwuchs-Beratung war für sie eine Vorbereitung, die wachrüttelte, um mit ihrer Erschöpfung und Verzweiflung in Kontakt zu kommen, und sie dann dazu bewog, sich weitere Unterstützung in Form von Energiearbeit zu holen. Sie konnte in den Visualisierungen nicht alle Bilder deutlich erkennen, aber trotzdem wesentliche Selbsthilfeschritte erarbeiten: *»Ich war einfach zu erschöpft und konnte die Kraft nicht aufbringen, dranzubleiben. Ich glaube, ein Grund dafür war, dass ich erfahren habe, dass das eine dunkle, schwarze Fläche ist und dass ich da jetzt nicht wirklich rankomme.«*

Undeutliche oder verschwommene, oft auch nebelverhangene Bilder können auf eine Angst hinweisen, sich den kranken Bereich genauer anzuschauen.[69] Mitunter erscheinen auch Bilder, die wir gar nicht sehen wollen oder die uns überraschen, erschrecken und in Abwehr versetzen. Klientinnen sind dann manchmal enttäuscht, weil sie ganz andere, schönere, harmonischere Bilder erwartet hatten.

Hannah beschreibt ihre anfänglichen Widerstände: *»… am Anfang haben mich diese Bilder und Botschaften sehr irritiert, und es hat mich auch gestört, weil dieses Elternthema mich überhaupt nicht interessierte. Dass ich mich da loslöse, dass ich mir das überhaupt anschaue, das hat mich* *eher genervt.«* Melanie erkannte die Grenzen und Blockaden in ihrem Kopf: *»Ich habe mich im Laufe meines Weges aber immer wieder selbst blockiert und behindert. Die Grenzen setzt man sich nur selbst, bewusst oder unbewusst. Sie sind nur im eigenen Kopf.«*

Auf Ängste und Gefühle wie Wut, Traurigkeit und Verwirrung mit inneren Widerständen zu reagieren, ist eine ganz normale menschliche Reaktion. Der Widerstand möchte das Gewohnte, Sichere festhalten, auch wenn es ungesund ist. Denn alte Muster und Gewohnheiten aufzulösen, bedeutet, ein Stück Kontrolle über das eigene Leben aufzugeben. Wichtig ist auch hier, sich diese Grenze bewusst zu machen und sie zu akzeptieren, bevor sie näher erkundet wird. Dabei können die Widerstände uns etwas über uns selbst und über den nächsten Selbsthilfeschritt erzählen, wie Claudias Angst vor der eigenen wahren Größe: *»… wenn ich ganz gesund bin, dann könnte etwas ganz Tolles, Großartiges passieren, dem ich nicht gewachsen bin …«*

Grenzen der Selbstheilungsberatung

Wir können viel mehr für unser Gesundwerden tun, als wir oft glauben, aber wir sind nicht allmächtig. Es gibt einfach Bereiche, die wir nicht steuern können, sondern die wir annehmen und geschehen lassen müssen. Und als Individuen reagieren wir sehr unterschiedlich. So kann die in der Selbstheilungsarbeit eingesetzte Vorstellungskraft zu unterschiedlichen Resultaten führen: angefangen bei einem Mehr an Lebensqualität über eine deutliche Beschwerdebesserung bis hin zum vollständigen Verschwinden der Erkrankung. Allein schon durch tiefe Entspannung, die jeder Visualisierung vorausgeht, wird Stress reduziert und die Immunkraft gestärkt.[70] Der Prozess der

Selbstheilung bleibt dabei immer eine sehr persönliche Angelegenheit und lässt sich nicht verallgemeinern. Vielmehr sind es lebendige innere Prozesse, die nicht eindeutig begrenzt und messbar sind.

Für die meisten von uns sind das ungewohnte Zustände, für die es Mut braucht, um sich darauf einzulassen. Mitunter sind die Erwartungen auch einfach zu hoch oder ganz anders als das, was dabei herauskommt. Mizzi war anfangs ganz euphorisch, dass sie sich eine Operation ersparen wird, *»aber die Rechnung ist nicht aufgegangen. Eine Zeitlang dachte ich, dass ich es vielleicht einfach nicht intensiv genug versucht habe. Aber die Wildwuchs-Arbeit hat mich gelehrt, mich von diesen Schuldzuschreibungen zu verabschieden. Manche Dinge sind, wie sie sind, und ich kann mir überlegen, wie ich damit umgehe. Diese Selbstheilungsarbeit ist für mich nach wie vor eine spannende und machtvolle Methode, nicht nur bei einer Erkrankung. Wenn mich ein Problem beschäftigt oder mir Dinge nicht klar sind, die mich immer wieder einholen, verschaffe ich mir dadurch einen anderen Zugang.«*

Im Selbstheilungsprozess können sich zu unterschiedlichen Zeitpunkten ganz verschiedene Facetten einer Erkrankung oder eines Problems zu erkennen geben. Die Grenze wird immer dort aufgezeigt, wo es im Moment für die betreffende Person zu viel wäre, noch mehr zu sehen. Oder die Selbstheilungsarbeit konzentriert sich auf einzelne Elemente, auf denen Gesundes aufgebaut werden kann, wobei der Anspruch an sich selbst, alles allein heilen zu wollen, auch eine Überforderung sein kann.

Selbstheilung passiert selten auf geraden, absehbaren Wegen. Sie kann uns mitunter ganz woanders hinbringen, als wir das ursprünglich wollten. Sicher ist, dass auch die verschlungensten oder schmerzhafteren Wege uns näher zu uns selbst bringen und damit unser Leben im Endeffekt sehr bereichern. Im Berufscoaching erlebe ich häufig, dass der Körper bei ehrgeizigen Zielen einfach nicht mitmacht, weil er ganz andere Bedürfnisse hat. Dann kann es geschehen, dass diejenige sich nicht für den Karrieresprung in die Vorstandsetage entscheidet, sondern lieber in einer anderen Abteilung weniger arbeitet und dafür wandern geht, weil der Körper Luft und Bewegung braucht.

In der Wildwuchs-Arbeit kann jede für sich selbst über innere Bilder praxistaugliche Selbsthilfeschritte entwickeln. Das daraus erarbeitete Gesundheitstrainingsprogramm ist aber keine Behandlung im herkömmlichen Sinn und ersetzt keine medizinische Therapie. Selbstheilungsarbeit ist auch nicht für jeden Menschen zu jedem Zeitpunkt geeignet.

Die Elemente der Methode Wildwuchs

Die Elemente der Methode Wildwuchs

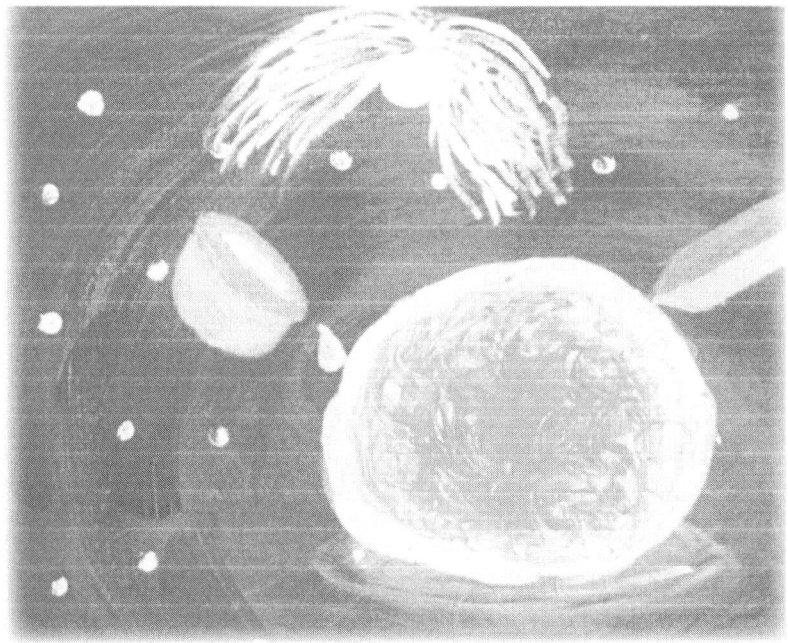

Klientinnenbild: Gestalt der Erkrankung

Das Erstgespräch

Wenn Du ein Schiff bauen willst, dann trommle nicht Männer zusammen, um Holz zu beschaffen, Aufgaben zu vergeben und die Arbeit einzuteilen, sondern lehre die Männer die Sehnsucht nach dem weiten, endlosen Meer.[71]

Dieses Zitat von Antoine de Saint-Exupéry zeigt anschaulich, wie wichtig es ist, Perspektiven zu haben – etwas, auf das frau sich freuen kann und das es lohnt, Altes aufzugeben. Und Selbstheilung ist immer verbunden mit Abschieden und Trauerprozessen,[72] was meist schon im Erstgespräch gewusst oder geahnt wird, oft noch ohne dass es real vorstellbar ist, oder erst später gesehen wird, weil es noch zu bedrohlich erscheint.

Im Erstgespräch erzählt die Klientin die Geschichte ihres Problems bzw. ihrer Erkrankung in chronologischer Abfolge und berichtet über die Entwicklung der Beschwerden und über die bisherigen Behandlungen. Dabei liefert das Erstgespräch nicht nur Informationen zur Entstehung und zum Umgang mit der Erkrankung, sondern zeigt auch die möglichen Selbstheilungspotentiale und die vorhandene Bereitschaft für Veränderung. Die Frage, wozu die Klientin gesund werden möchte, ist dabei ein wesentlicher Punkt: Was soll danach sein?

Es braucht ein Ziel, eine Vision vor Augen, um daraus genügend Motivation für die Veränderung schöpfen zu können.

Die erste der vier Visualisierungen aus dem klassischen Wildwuchs-Zyklus findet bereits während dieser ersten Sitzung statt, beginnend mit einer tiefen Entspannung, die es erlaubt, in die Ebene der Bilderwelt einzutauchen und sich dem eigenen Thema tiefgreifend und umfassend anzunähern. Dieser Trance- oder auch Alphazustand ist ein Sich-Öffnen und Sich-Weiten, das Raum für

Die Elemente der Methode Wildwuchs

neue Bilder und Sichtweisen schafft. Es ist ein Zustand wie kurz vor dem Einschlafen, wenn frau schon tief entspannt, aber noch bei vollem Bewusstsein ist.

Um sich dem eigenen Thema langsam und behutsam nähern zu können, werden die Visualisierungen in einer bestimmten Reihenfolge durchgeführt. Am Beginn steht die Reise zum SICHEREN ORT, gefolgt von der Visualisierung zur KÖRPERERKUNDUNG, der ANALYTISCHEN VISUALISIERUNG und abschließend der Reise zum ERSTEN HEILUNGSSCHRITT, an den sich das Gesundheitstrainingsprogramm anschließt.

Allen Visualisierungen ist gemeinsam, dass die Fähigkeit, Bilder nicht nur zu sehen, sondern sie mit allen Sinne zu erleben, intensiver trainiert wird, indem frau aufgefordert wird, zu sehen, zu hören, zu riechen, zu spüren. Je mehr Sinne beteiligt sind, desto einprägsamer und wirkungsvoller sind die Bilder.[73]

Wildwuchs-Arbeit ist aber mehr als nur der beschriebene Beratungsablauf, der bei Bedarf vereinfacht oder abgeändert werden kann. Für verschiedene Themen können geschulte Beraterinnen spezielle Visualisierungen individuell schreiben und durchführen. Die Wildwuchs-Selbstheilungsarbeit lässt sich in Einzel- und Gruppensitzungen anwenden.

Die Reise zum SICHEREN ORT

Die erste Visualisierung, auch innere Reise genannt, führt zu einem Ort der inneren Sicherheit, der die persönliche Stabilität aufzeigt und stärkt. Gerade in Krankheits- oder Krisenzeiten ist es von immenser Bedeutung, einen Anker zu haben, der auch dann verlässlich hält, wenn sich Entscheidendes ändert. Metaphorisch gesprochen, kann dieser Ort das Basislager sein, wenn frau einen Berg neu erkunden oder einen Gipfel erreichen möchte. Es gibt ihr die Sicherheit, jederzeit vom Unbekannten ins Bekannte, Vertraute zurückzukehren, sich auszuruhen und Energie zu tanken.

Diese stabile Basis macht es möglich, Heilungswege zu beschreiten, die unweigerlich mit Veränderung verbunden sind. Von hier kann der Mut bezogen werden, der gebraucht wird, um dem Neuen, noch Unbekannten entgegenzugehen. Für die meisten ist dieser SICHERE ORT ein Platz in der Natur, der häufig mit viel Ruhe und Entspannung verbunden ist. Claudia erinnert sich noch gut an ihren SICHEREN ORT: »... *das war ein Baumstamm am Donauufer, und der war ganz nackt und warm, und ich bin auf diesem Baumstamm gelegen. Das war so entspannend.*«

Der SICHERE ORT kann aber auch ein Haus oder ein Zimmer in der eigenen Wohnung sein oder beides, zum Beispiel ein Zimmer, von dem frau in die Natur hinausschauen kann, wie in Hannahs Fall: *»Der* SICHERE ORT *war für mich ein wunderschönes kuscheliges Bett mit weißer Bettwäsche, vor einer Berghütte, von der aus man auf die Berge und Seen runterschaut, und alles ist klar und rein und frisch. Ich hab damals den Schlafbereich in meiner Wohnung genauso gestalten können. Das ist ein absolut sicherer Ort, ein Ort der Freude und des Genusses. Wenn ich mich da reinlege, das ist für mich das Beste vom Besten.«*

Mizzi beschreibt ein anderes Element der inneren Sicherheit, das sich auch sehr häufig zeigt, nämlich die Weite: *»Mein* SICHERER ORT *ist ein sehr sonniger Hügel. Dort ist eine Blumenwiese mit so hohem Gras, dass ich fast bis zum Bauch drin gehen kann. Da gibt es bunte Blumen und ein Häuschen, das mir gehört, und in unmittelbarer Nähe ist so ein kleiner Mischwald. Das hat etwas Fröhliches, mit Birken, luftigen Bäumen in verschiedenem Grün. Etwas sehr Spielerisches und Sinnliches, ich höre Bienen summen und Hummeln fliegen und rieche diesen Honigduft. Mein sicherer Ort ist ganz präsent und begleitet mich auch heute noch.«*

Frauen sehen sich an ihrem SICHEREN ORT fast immer allein. Sie sind da, wo sie sich unbeobachtet fühlen, wo sie Abstand, Weite und Überblick finden und die Freiheit haben, das zu tun, was sie gerade möchten. Der Ort bietet einen sinnlichen Rahmen, in dem sie sich auch selbst in ihrer Sinnlichkeit entdecken können.

Das Wahrnehmen eines SICHEREN ORTES ist Voraussetzung für die weitere Beratung und zeigt den Grad der inneren Stabilität. Frauen, die keinen SICHEREN ORT sehen können, sollten vorausgehend erst einmal andere Wege, wie zum Beispiel eine Psychotherapie, beschreiten. Auch wenn sich der SICHERE ORT nicht sicher genug anfühlt, kann die klassische Wildwuchs-Beratung nicht fortgesetzt werden. Hier sollte erst mit anderen Methoden ein Mehr an innerer Sicherheit erarbeitet werden, bevor im nächsten Schritt die Reise in den eigenen Körper führt. Dafür eignen sich zum Beispiel Elemente aus der Trauma- oder Gestalttherapie, auf die ich in diesen Fällen in der Beratung zurückgreife.

Die Visualisierung zur KÖRPERERKUNDUNG

In dieser Visualisierung gehen wir erst an den SICHEREN ORT und dann weiter in den Körper hinein, können aber auch außen am Körper bleiben. Im Körper selbst werden drei Orte besucht: der ORT DER BESCHWERDE, der Unterleib sowie ein Ort, der mit den Beschwerden in Verbindung steht. An diesem Ort kann das Problem eine Gestalt annehmen und sich als menschliches, tierisches, pflanzliches oder symbolhaftes Wesen zeigen. Mit dieser Gestalt können wir in Kontakt treten und eine Antwort auf eine wichtige Frage erhalten.

»Da war ein Teich, und es ging darum, in die dunkle Tiefe zu tauchen, weil dort ein Schatz verborgen lag«, erzählt Paula. *»Dazu habe ich so*

eine Taucherbrille gebraucht. Und in diesem Teich war die weise Kröte, die einerseits ein bisschen grauslich und schleimig war und die man eher ungern anfasst, die aber andererseits sehr weise ist und die Kreisläufe der Natur lebt und kennt. Sie ist aufgetaucht und hat mich dazu überredet, dass ich mich in die dunkle Tiefe traue. In dem Buch ‚Tierisch gut‘ habe ich später nachgelesen, dass die Kröte für die Weiblichkeits-Heilerin steht.«

Die Kröte ist Paula in der Körpererkundung zweimal begegnet: einmal am Ort des Problems, in der Gebärmutter, und einmal als Gestalt ihres Problems. Paulas wichtige Frage an die Gestalt war: *»Was brauchst Du von mir?«* Die Kröte antwortete: *»Sehen, Wahrnehmen, Verstehen, damit ich wieder heimgehen kann.«*

In der Visualisierung zur Körpererkundung gibt der Körper hilfreiche Bilder zum besseren Verstehen einer Erkrankung frei. Am Ort der Beschwerde oder an einem Ort, der noch mit der Beschwerde zu tun hat, erhalten wir Auskunft darüber, was ihm fehlt, was er braucht. Hannah: *»Ich hatte ein Bild, wie meine Wirbelsäule wie wahnsinnig hin und her schwingt und absolut keine Ruhe findet. Die war total grantig, und das konnte ich so richtig mitfühlen. Ich habe also versucht, sie mit meinen Händen irgendwie zu greifen und zu fangen, habe es aber nicht geschafft. Das war die ärgste Erfahrung in dem ganzen Geschehen, dieses Schwindelige, nicht Fixierte immer zu spüren, aber es nicht zu fassen zu kriegen. Es hat mich sehr erschreckt.«*

Die Wirbelsäule wünschte sich von Hannah Gleichgewicht und Ruhe, wollte, dass Hannah sie *erwischt* und festhält. Dann könnte auch der Polyp verschwinden.

Nicht immer zeigt der Körper anatomische Orte oder Organe. Manchmal sind es ganz überraschende symbolische Bilder, zum Beispiel bei Frauen, die keine Gebärmutter mehr haben und die dennoch ihre Gebärmutterenergie in Form von Farben, Bewegungen, Stimmungen und Symbolen wahrnehmen können. Manchmal sind es Bilder von etwas, das mit der eigenen Zukunft zu tun hat, wie zum Beispiel bei Julia: »*Ich hab in meiner Gebärmutter die Fruchtbarkeit gesehen. Das ist eine Tulpe, da wächst eine Frucht, das ist der Samen, da die Frucht, die einfach in der Gebärmutter wächst. Das Kind ist ein Samenkorn, und daraus wächst eine wunderschöne Tulpe. Das war drei Monate, bevor ich schwanger geworden bin.*«

Hier offenbart sich der sehr intime und lebendige Kontakt mit dem Körper, der bei dieser Erkundungsvisualisierung entsteht, um die Beschwerden und dahinterliegenden Bedürfnisse sehen und verstehen zu lernen.

Die nächste Visualisierung führt noch tiefer in die Krankheitsgeschichte hinein und eröffnet heilsame Bilder.

Die ANALYTISCHE VISUALISIERUNG

In dieser Visualisierung treten Sie in direkten Kontakt mit dem Körper. Sie finden einen Ort, der Sie anzieht und der wichtige Informationen zum Krankheitsgeschehen und zu heilsamen Handlungen bereithält. Dieser Ort ist nicht immer der ORT DER BESCHWERDE, weil Ängste oft einen Abstand zum Erkrankungsort ratsam machen. Es zeigt sich aber auch, dass die Organe und Bereiche des Körpers zusammenhängen und miteinander in Verbindung stehen. Erkundet wird der Ort mit allen Sinnen. Das kontaktierte Organ oder Gewebe erhält hier eine eigene Stimme, um über das Krankheitsgeschehen und die Bedürfnisse des Körpers erzählen zu können.

Die ANALYTISCHE VISUALISIERUNG wirkt wie ein Vergrößerungsglas, das Einblick in die Verbindungen zwischen Körper und Psyche gewährt. Im Dialog mit dem Körper entsteht ein Zugang zu tieferliegenden Schichten des Körperwissens, die über das reine Denken allein nicht erreichbar sind.[74] Der Körper spricht hier über die Entwicklung der Erkrankung, aber vor allem über das, was er braucht und was wir selbst tun können, indem sich heilsame Bilder und Prozesse zeigen, auf deren Basis wir eine Vereinbarung mit unserem Körper treffen können.

So wie Andi, die einen Dialog mit ihrem Herzen führte und einige Antworten zu ihrem Kinderwunschthema erhielt, wie zum Beispiel »zur Befruchtung braucht es Platz, Raum und Ruhe und die Energie der Großeltern«. Das Herz wünschte sich auch, »ein Kinderzimmer einzurichten« und »keine zusätzlichen Aufgaben, sondern Entlastung« indem »lieblose Beziehungen gestrichen und keine neuen zugelassen werden«. Außerdem wünschte sich das Herz, dass Andi sich vor allem keine Sorgen mehr macht. Zum Schluss bot das Herz seine Partnerschaft an mit den Worten: »Wir schaffen das.«

Die Rückschau darauf, wie sich die Erkrankung entwickelt hat, und der direkte Kontakt mit ihr und dem Körper lösen meist Trauer aus, die dazu beitragen kann, das Kranke aufzulösen. Traurigkeit, die sich auch in Form von Angst, Wut, Verwirrung und Widerstand zeigen kann, ist ein wichtiges Element der Selbstheilung. Sie setzt meist die Lebensenergie frei, die durch die Unterdrückung dieser Gefühle gebunden und von uns abgespalten war.[75] Die Wut zeigte sich bei Hannah zum Beispiel in der gebogenen Wirbelsäule: »Vielleicht ist das ein Zeichen meiner Wut«, antwortete die Wirbelsäule auf Hannahs Frage, wieso sie so gebogen ist.

In dieser Visualisierung entsteht auch ein Bild von sich selbst als heile, gesunde Frau, wie bei Paula: *»Der Bauch ist rot, am Kopf ist eine Schale, etwas Gelbes befindet sich darin, und die Schale ist flexibel, beweglich, ohne dass etwas vom Gelben herausfließt. Es gibt eine Verbindung zwischen Kopf und Bauch übers Herz, und das Herz ist rot. Paula ist nackt, hat eine grazile Haltung wie ein sichtbarer Rhythmus, hat eine zufriedene Ausstrahlung und schaut ein bisschen schelmisch.«*

Die Elemente der Methode Wildwuchs

Tina sah sich in einem wunderschönen roten Kleid und roten Schuhen. Sie sollte sich als Frau schön fühlen und das auch zeigen.

Innerhalb der ANALYTISCHEN VISUALISIERUNG kann sich ein Bild vom HEILSAMEN PROZESS einstellen. *»Ein Fluss, der aus einer Bergquelle entspringt, tut sich anfangs schwer, Sachen anzuschwemmen, wird aber klarer, sprudelt immer mehr, dann kommt die Sonne, Morgendämmerung, Erwachen, Entspringen.«* Andi hatte am linken Eierstock eine große Zyste, die verschwand, als sie ihr erstes Seminar in einem neuen Bereich leitete, der es ihr ermöglichte, mehr eigenes Potential einzubringen. Im Jahr nach der Beratung hat sie ihr berufliches Leben umgestellt.

Das Gespräch mit dem Körper verändert die Beziehung zu sich selbst, zum Körpergeschehen und zur Beschwerde. Es lässt Mitgefühl für sich selbst entstehen, stärkt die Eigenverantwortung und auch das genauere Hinschauen auf Denkmuster und Glaubenssätze, die einer Heilung im Weg stehen. Diese gesundheitsbelastenden Denkmuster werden in der Wildwuchs-Arbeit als Glaubenssätze und Glaubensmuster bezeichnet und in der Beratung eingehend erkundet und anschließend verabschiedet.[76]

Gesundheitsbelastende Glaubenssätze

Glaubenssätze, die als erlernte Wert- und Moralvorstellungen die Heilungs- und Entwicklungsprozesse ausbremsen oder behindern können, enttarnen sich meist bei der Frage nach dem Sinn der Erkrankung. Ein Krankheitsgewinn kann zum Beispiel sein, dass ich nicht mehr so viel leisten muss, mehr Zuwendung bekomme oder mehr Zeit für mich habe. Der Glaubenssatz lautet: »Nur wenn ich krank bin, darf ich ruhen und bekomme Zuwendung.« Diese Qualitäten in den Alltag zu bringen, ohne dafür krank werden zu müssen, ist ein wesentliches Element in der Selbstheilungsarbeit und geschieht, indem alte Glaubenssätze losgelassen und verabschiedet werden.

Durch die Arbeit mit Glaubenssätzen wird Betroffenen oft erst bewusst, wie prägend sich ihr Denken auf das eigene Verhalten und ihre Lebensweise auswirkt.

Häufige Glaubenssätze von Klientinnen lauten: Menstruation ist eine Belastung und schmerzvoll! Ich bin für alles verantwortlich! Ich muss es immer allen recht machen! Das Weibliche ist peinlich! Ich bin nicht in Ordnung, bin nicht gut genug! Frauen halten alles aus! Frauen sind weniger wert als Männer, es steht ihnen auch weniger zu! Ich bin schuldig und muss bestraft werden! Eine Frau, die sexuell aktiv ist, ist eine Hure! Ich muss schön und schlank sein, sonst werde ich nicht geliebt! Ich muss perfekt sein, sonst werde ich nicht anerkannt! Diese und ähnliche Glaubenssätze haben viel mit der weiblichen Sozialisation und dem kulturellen Wertesystem zu tun, in das wir hineinwachsen, und verursachen massiven inneren Stress, der Erkrankungen fördert.

Die meisten Leserinnen werden sich sicher in dem einen oder anderen Satz wiederfinden.

Auch die Medizin produziert Glaubenssätze, die weitreichende Folgen haben können, wie zum Beispiel: »Endometriose ist chronisch und nicht heilbar«. Ein derartiges Statement kann wie ein sich selbst erfüllender Fluch wirken, weil er die Energie entzieht, die für die Heilung dringend gebraucht wird. Hier sind Ärzt*innen aufgerufen, verantwortlicher mit Vorhersagen und der eigenen Sprache umzugehen. Denn die Aussage »Endometriose ist mit schulmedizinischen Mitteln nicht heilbar, vielleicht gibt es aber andere Wege« klingt da schon ganz anders.

Selbstheilungsarbeit sensibilisiert gegenüber der eigenen Sprache und dem eigenen Denken, und anders als bisher über sich selbst zu denken und zu reden, ist ein wichtiger Baustein der inneren Veränderungsprozesse.

Die Reise zum ERSTEN HEILUNGSSCHRITT

Mein Platz

Ich sehne mich nach diesem Ort
sehr nahe bei den starken Wurzeln, wo ich in weicher Erde liege –
Und über mir – sehr hoch – der Stamm
aus festem Holz, aus Rinde, die das Wetter gerbte,
sturmerprobt –,
mit Wunden, wo der Blitz
das Narbenbild gezeichnet – mit starkem und mit feinem Strich.

… von einer Sonne ruhig beschienen – jetzt.

Weit oben breitet sich
das Dächerblatt –
ein großer, weiter Schutz.
Ein Frauenkleid,
den starken Stamm empfangend …

Und Zweige ritzen in den Himmel
ein Lied
ein frühlingsblaues HimmelsLied
das durch den Blätterwald
zu mir herunterspielt.
Und alle Vögel singen es.
So liege ich
im Atem meines Lebens.
Und alles, was vergangen ist,
ist mir ein Traum …
(T. Declaude)

Die vierte und abschließende Visualisierung der Methode Wildwuchs führt nicht in den Körper, sondern in den intuitiven Bereich, zur inneren Weisheit.

Der ERSTE HEILUNGSSCHRITT wird mit Hilfe Ihrer inneren Stimme gefunden, die als innere Beraterin in Gestalt einer weisen alten Frau erscheint. In dieser Visualisierung zeigt Ihnen die WEISE ALTE auch das Bild Ihres Problems und das Bild Ihrer Angst oder Kraft. Sie können hier selbst entscheiden, ob Sie die Angst oder die Kraft sehen möchten. Sie erkunden diese Bilder, indem Sie mit allen Sinnen wahrnehmen, was passiert.

Zum Abschluss überreicht die WEISE ALTE ein symbolisches Geschenk, das Ihnen helfen soll, den ERSTEN HEILUNGSSCHRITT im Alltag umzusetzen. Dieses symbolische Geschenk besorgen Sie sich anschließend selbst. Claudia erhielt beispielsweise eine Orgasmusschlange als Geschenk, die sie anschließend gemalt hat. Diese Symbole bekräftigen die Verbindung zur inneren Weisheit und erinnern uns daran, dass wir die WEISE ALTE auch außerhalb der Beratung jederzeit aufsuchen können.

In Kontakt mit der weisen Frau zu treten, dabei ganz in sich selbst hinabzusteigen und der eigenen Weisheit so nahe zu sein, erleben viele Klientinnen als eine spirituelle Erfahrung, die ihnen sowohl das Vertrauen in die eigene Intuition als auch das Vertrauen ins Leben und in die Welt zurückbringt. Sie erfahren dabei eine Hingabe an etwas Neues, ein Sich-führen-Lassen, das sie eine innige Verbundenheit mit der Welt und dem Universum spüren lässt.

Hannah sah die WEISE ALTE, die ihr den Rücken zuwandte. Sie trug ein beiges Indianerkleid, war barfuß, hatte viele lange, graue Haare, und Hannah hatte das Gefühl, das könnte sie selbst als Alte sein. Bei der Begrüßung drehte sich die Frau um und umarmte Hannah, was sie als sehr tröstlich empfand. Sie zeigte ihr auf einem See im Inneren des Berges drei Bilder. Das erste Bild beschrieb ihr Problem: *»Da* *war wieder die schwankende Wirbelsäule, ca. 20 Zentimeter unter Wasser. Das Wasser war in Bewegung, als wäre eine Strömung da, die Wirbelsäule ist aber nicht untergegangen.«*

Für das zweite Bild wählte Hannah die Kraft: *»Ich sah mich als ‚Vollweib‘, schaute super aus, trug ein wunderschönes dunkel-olivgrünes Kleid und wallende Haare. Ich wirkte sehr kraftvoll, wie in der Werbung so vom Wind angeblasen, und spürte so viel weibliche Kraft und Stärke. Dabei hat mich die alte Frau immer gestreichelt. Ich hatte so ein Gefühl ‚Ich starte voll durch‘.«*

Das dritte Bild zeigte den ersten konkreten Heilungsschritt: *»Ich hab mich viel bewegt, mich gedreht und gelacht und das Kleid angeschaut, das hin und her schwang, wenn ich mich drehte. Es war so ein befreites, leichtes Gefühl, frei von Gedanken.«* Hannah begann als ERSTEN HEILUNGSSCHRITT, Salsa zu tanzen, und besorgte sich den Bergkristall, den ihr die WEISE ALTE symbolisch geschenkt hatte und den sie von da an mit sich trug.

Als weise alte Frau kann auch eine Ahnin auftreten, wie in Tinas Fall die Großtante, zu der sie immer einen besonders innigen Kontakt hatte. Sie wirkte eher kühl, die Haare zurückgebunden, mit ernstem Gesichtsausdruck, aber die Begegnung war von Vertrauen gekennzeichnet. Tina sah das Bild vom ERSTEN HEILUNGSSCHRITT, das ihre Großtante ihr zeigte: *»Ich sitze mit einem Buch und schreibe meine Wünsche und Bedürfnisse auf. Es ist angenehm ruhig, und ich bin bei mir.«*

Vertrauensvoll das eigene Problem an jemanden abzugeben und Heilungsschritte zu empfangen, ist ein ganz besonderes Element, das die Visualisierung vom ERSTEN HEILUNGSSCHRITT von allen anderen Visualisierungen unterscheidet.

Das Gesundheitstrainingsprogramm

In der letzten Sitzung der Selbstheilungsarbeit werden alle aus den Visualisierungen erarbeiteten Handlungsschritte im Gesundheitstrainingsprogramm zusammengefasst, das zum Ziel hat, neue, heilsame Qualitäten und Handlungen ins Alltagsleben zu bringen.

Dieses Training, das selbständig durchgeführt wird, erstreckt sich über vier Wochen und besteht hauptsächlich aus folgenden Elementen:

- die innere Sicherheit stärken
- die Bedürfnisse des eigenen Körpers umsetzen
- sich von Glaubenssätzen verabschieden
- heilsame Bilder und Prozesse visualisieren
- den ersten konkreten Heilungsschritt, den die WEISE ALTE gezeigt hat, durchführen
- das symbolische Geschenk besorgen

In der Wildwuchs-Arbeit wird diese Auflistung der Handlungsschritte als SELBSTHEILUNGSREZEPT bezeichnet, was die Bedeutung des eigenen Heilungswissens betont, da jede Klientin sich selbst ein Rezept mit einem ganz konkreten Zeitplan ausstellt.

Wichtiger Bestandteil der Handlungsschritte ist der kreative Ausdruck der inneren Bilder:

• »Du kannst es Dir ausmalen!«

Nach jeder Visualisierung wird das innere Bild gemalt, um das Erlebte nach außen zu bringen und es aus einer Distanz heraus zu betrachten. Sie können Ihre inneren Bilder auch töpfern oder tanzen, zu Collagen, Liedern oder Gedichten verarbeiten.

Die Elemente der Methode Wildwuchs

Dabei können auch ganz neue Aspekte entdeckt werden, und der Schaffensprozess bringt Sie wieder in Kontakt mit den eigenen kreativ-schöpferischen Potentialen, die manches Mal lange verschüttet waren.

Es lohnt sich auch, genau aufzuschreiben, was Sie bei den Visualisierungen erlebt haben. Bestimmte bedeutsame Begriffe lassen sich über »Wortspiele«[77] näher erklären, so dass Zusammenhänge und Inhalte verständlicher werden. Wie die Wortspiele funktionieren, steht im praktischen Teil des Buches.

Denk- und Beobachtungsaufgaben sind ebenfalls eine Möglichkeit, sich intellektuell mit krankheits- oder gesundheitsbezogenen Themen auseinanderzusetzen, und sind deshalb Bestandteil des »Rezeptes«. Das Thema Weiblichkeit zum Beispiel lässt sich neben der körperlichen Ebene mental über Bücher, Gespräche, Beobachtungen und anderes erschließen.

In unserem Trainingsprogramm ist für vieles Platz, da es ein sehr persönliches, kreatives und oft eigenwilliges Rezept ist. Neue Denk- und Verhaltensweisen, die über einen bestimmten Zeitraum trainiert werden, leiten Veränderungen in der Lebensweise ein. Die Handlungen, die meist klein und im Alltag leicht umsetzbar sind, ohne zu überfordern, können längerfristig Großes bewirken und Schritt für Schritt neue Qualitäten ins Leben bringen.

Hannahs Selbstheilungsprogramm enthielt beispielsweise folgende Handlungsschritte:

- Das Bild vom SICHEREN ORT im Alltag beachten, um die innere Sicherheit zu stärken! Hannah richtete dazu ihr ganzes Schlafzimmer nach diesem inneren Bild ein.
- Sich strecken und die Wirbelsäule halten! Sie machte morgens vor dem Aufstehen Streckübungen im Bett, visualisierte das Halten und achtete auf eine aufrechte Haltung.

- Täglich die gesunde, heile Hannah visualisieren! Hannah sah sich stehend und nach vorne schauend, die Beine schulterbreit, sehr groß, zufrieden, mit einem schönen Körper, der schwarze Unterwäsche trug.

Den ERSTEN HEILUNGSSCHRITT, bei dem sie sich tanzend und lachend in einem schönen Kleid sah, startete Hannah mit einem Salsa-Kurs.

Das SELBSTHEILUNGSREZEPT ist ein sehr lebendiges Programm, das eine ganz eigene Dynamik entwickelt, die sich auch nach der vierwöchigen Trainingsphase fortsetzt. Nach vier bis sechs Wochen wird eine Nachbesprechung empfohlen. Manche Frauen gehen dann den Weg allein weiter, andere holen sich weiterhin die Unterstützung der Beraterin zu bestimmten Themen in größeren Intervallen. Auch der Selbstheilungsprozess geht weiter, Handlungen werden zu festen Lebensbestandteilen, manche erübrigen sich, manche kommen neu hinzu, und auch im Außen beginnen Dinge sich zu verändern. Es baut sich eine neue Lebendigkeit und Kraft auf, die Zeit braucht und die den Boden für Neues aufbereitet. Größere Schritte passieren oft wie von selbst und werden nach und nach auch für unser Umfeld sichtbar und spürbar. Denn ganz nach dem Gesetz der Spiegelung werden die inneren Umbrüche im Außen reflektiert, indem das ins äußere Leben tritt, was der inneren Veränderung entspricht. So entwickeln sich neue Begegnungen, Angebote und Möglichkeiten, die einfach da sind, sobald Altes verabschiedet und Platz für Neues geschaffen wird. Das mündet in eine neue Freiheit, die lustvolles Frausein wieder zulässt.

Eine Klientin schrieb mir kürzlich dazu: »*Die WEISE ALTE hat ihr Lager in meiner Beckenhöhle aufgeschlagen, und ich kann sie jederzeit kontaktieren. Alle meine inneren Veränderungen sind auch im Außen spürbar und lösen in meinem Umfeld Reaktionen und Veränderungen aus. Ich spüre mich und meinen Körper so gut, dass ich nicht mehr anders kann, als mir*

Die Elemente der Methode Wildwuchs

treu zu sein. In unserem Familienbetrieb habe ich erreicht, dass die Arbeit von uns Frauen stärker wertgeschätzt wird und der Lohn angepasst wurde. Außerdem haben wir eine neue Mitarbeiterin zur Entlastung im Büro eingestellt, was in der 80-jährigen Firmentradition noch nie der Fall war. Nicht alle waren glücklich darüber, dass ich nicht bereit war, mehr Stunden im Betrieb mitzuarbeiten, und eine ‚fremde Frau‘ eingestellt werden musste. Aber jetzt haben sich alle daran gewöhnt und gemerkt, dass es auch eine Bereicherung sein kann. Nun habe ich mehr Zeit für mich und meine Projekte. Es ist spannend, zu beobachten, wie ich nun in meinem Atelier plötzlich mehr Klienten habe und auch andere spannende Angebote an mich herangetragen werden. Ich habe ein gutes Gefühl und spüre, ich bin auf dem richtigen Weg.«

Praktischer Übungsteil für Ihre Selbstheilungsarbeit

Es gibt keine objektive Wirklichkeit, Wirklichkeit ist das, was im Leben wirkt. Manchmal braucht frau nur den Blickwinkel verändern oder eine andere Brille aufsetzen, um die Wirklichkeit ein Stück zu verändern oder neue Perspektiven zu sehen.

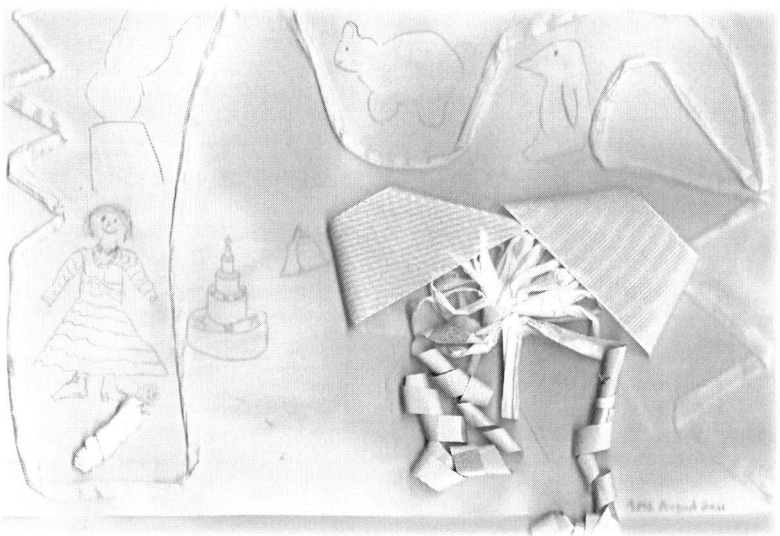

Klientinnenbild: SICHERER ORT

Dem Unterleib Gutes tun

Der **Königinnensitz:** *»Dort, wo ich meinen Arsch hinsetze, ist mein Himmelreich.«* (Luisa Francia)

Ihr Unterleib ist Ihre weibliche Basis, geben Sie ihm Raum! Lassen Sie sich von diesem Zitat inspirieren und setzen Sie sich hin, Raum nehmend wie eine Königin, im Becken ruhend wie in einer stabilen Schale.

Probieren Sie dieses präsente Sitzen besonders im öffentlichen Raum (U-Bahn, Bus, auf der Parkbank) und in beruflichen Meetings. Richten Sie es sich in Ihrem Becken so ein, dass Sie aufrecht sitzen wie eine Himmelskönigin in ihrem Reich. Dann atmen und lächeln Sie Ihrer Gebärmutter zu und verbinden sich mit ihr. Sie werden den Unterschied merken.

Wenn Ihr Unterleib Beschwerden macht, ist das seine Sprache, Sie zu rufen. Denn Beschwerden haben auch mit der Energieverteilung im Körper zu tun, und wir bewegen uns viel zu sehr nur im Kopf. Im Unterleib herrscht deshalb häufig ein Energiemangel vor. Besonders in der Zeit rund um die Menstruation kann es daher zu Spannungskopfschmerzen kommen, weil sich die Energie im Kopf staut. Stellen Sie sich vor, dass Ihre ganze Energie mit der Atmung vom Kopf in den Bauch fließt, und experimentieren Sie damit, Ihre Energien selbst zu lenken, zum Beispiel durch abwechselnd kalte und warme Fußbäder oder durch Zärtlichkeit und Sexualität.[78]

Um auszugleichen und das Becken mit gesunder Lebensenergie aufzuladen, verlangen Gebärmütter fast immer Wärme, Weite, Freude, Zuwendung und Entspannung. Folgende Vorschläge sind Anregungen, die Sie aber bei Erkrankungen und Beschwerden vorher mit Ihrer Ärztin absprechen sollten.

Wärme können Sie Ihrem Unterbauch ganz einfach mit einer Wärmflasche, einem warmen Bad oder durch Auflegen Ihrer warmen Hände geben. Gebärmütter lieben auch warme Sitzbäder mit Moor oder Schafgarbe, Heublumen oder anderen Frauenkräutern. Kräuter, Wickel, Düfte, Aufgüsse und Dampfbäder werden seit jeher bei Unterbauchbeschwerden angewendet.

Für ein Dampfbad geben Sie eine Handvoll Heublumen oder Schafgarbe in einen Topf und übergießen diese mit kochendem Wasser. Stellen Sie den Topf in die Toilette, setzen Sie sich, in eine Decke gewickelt, ganz bequem für ca. zehn Minuten darüber und lassen Sie den Dampf wirken. Dampfbäder wirken beruhigend, durchblutungsfördernd, lockernd und entspannend.

Für warme Wickel massieren Sie den Unterleib mit warmem Rizinusöl oder Lavendelöl und wickeln ihn dann erst in ein feuchtes Tuch, anschließend noch in ein trockenes Tuch, und darauf legen Sie eine Wärmflasche. Entspannen Sie in diesem Zustand für ca. 20 Minuten.

Regelmäßige Teekuren für drei bis vier Wochen oder einige Tage vor der Regel, zum Beispiel mit je einem Teil Frauenmantel, Schafgarbe und Gänsefingerkraut, wirken wunderbar gegen Menstruationsbeschwerden. Geeignete Tees und Kräutermischungen aus biologischem Anbau sind zum Beispiel in speziellen Kräuterläden oder Apotheken erhältlich.

Wärme können Sie auch durch Meditation und Visualisierung erzeugen. Setzen Sie sich aufrecht hin und stellen Sie sich vor, dass sich in Ihrem Becken ein Feuerkessel mit Ihrer weiblichen Energie befindet. Atmen Sie tief ins Becken und beobachten Sie das Feuer. Die Flammen reagieren auf die Atmung, bewegen sich und können bewusst angeheizt werden. Spielen Sie mit dem Feuer in Ihrem Becken. Sie werden merken, dass Ihr weiblich-sexuell-kreatives Feuer sehr lebendig ist, mal größer, mal kleiner, mal sehr feurig, mal ganz still. Bleiben Sie in Kontakt und spüren Sie die Wärme oder Hitze im Becken, die durch die Vorstellungskraft entstehen kann.

Diese Anregungen für einen warmen Unterleib inspirieren Sie vielleicht noch zu ganz anderen Ideen.

Eine erste **Entspannung** setzt bereits durch die Wärme ein. Entspannungsmusik kann den gelösten Zustand zusätzlich fördern. Experimentieren Sie mit bewusstem Hören von Musik und versuchen Sie wahrzunehmen, wo die Klänge im Körper spürbar werden. Tiefe Töne lassen das Becken eher vibrieren als hohe Töne. Summen und singen Sie und finden Sie so Ihre eigenen Töne, um das Becken mit Ihrer Stimme zu berühren und zu erfreuen. Vielleicht haben Sie Lust, eine ganz eigene Hymne für Ihren Unterleib zu kreieren.

Zärtlichkeit und Sexualität tragen ebenfalls zum Entspannen bei. Berührungen, Küsse und sinnliche Massagen helfen, das Becken zu durchbluten. Ein Orgasmus kann bei Spannungen und Bauchkrämpfen sehr heilsam wirken. Besonders während der Regel ist eine Frau offener, ihre Geschlechtsteile sind besser durchblutet, und das Gewebe ist weicher und größer. Die Sexualität vor und während der Regel erleben viele Frauen deshalb besonders intensiv und animalisch.[79] Bei einem Orgasmus reichen die Wellen der Lust bis in die Gebärmutter, egal ob Sie ihn für sich selbst oder in der Partnerschaft erleben.

Atmen Sie tief in den Unterleib ein und wieder aus. Stellen Sie sich eine Lichtkugel in Ihrem Becken vor, die bei jedem Atemzug, der sie berührt, zu leuchten beginnt oder sich bewegt. Das ist sehr hilfreich für die Tiefenatmung und verbindet Sie gleichzeitig mit Ihrem Unterleib.

Damit wären wir schon beim nächsten Punkt, nämlich bei der **Weite**: Das Becken mag es, weit zu werden, um den weiblichen Organen und damit dem schöpferischen Potential viel Platz zu geben. Atmen Sie so lange und tief in den Unterbauch, bis Sie das Gefühl haben, dass er ganz gefüllt ist. Vielleicht lässt er sich sogar noch ausdehnen. Sie können sich Ihr Becken auch wie eine große Schale vorstellen, die Sie mit farbiger Atemenergie füllen. Lassen Sie Raum entstehen, weiblichen, kreativen, schöpferischen Raum. Atem ist Leben. Atmen Sie die ganze Fülle des Lebens in Ihr Becken ein, immer öfter, immer tiefer. So wie Sie atmen, verläuft Ihr Leben. Spielen und experimentieren Sie damit.

Weite kann auch durch Kombination von **Atmen und Bewegung** entstehen. Verschiedene Bewegungstechniken wie Bauchtanz, Pilates, Beckenbodengymnastik, Yoga oder speziell für Frauen entwickeltes Luna-Yoga eignen sich besonders, um die weiblichen Körperräume zu durchbluten, zu entspannen, zu dehnen und zu weiten. Hier drei kleine Übungen:

Die **Beckenschaukel** ist eine ideale Übung zur Vorbeugung von Beschwerden. Es ist die gleiche Bewegung des lustvollen Vor- und Zurückkippens Ihres Beckens wie beim Sex. Die Übung kann im Stehen, Sitzen, Liegen oder im Vierfüßlerstand durchgeführt und in Geschwindigkeit und Intensität je nach Lust und Laune variiert werden. Kombinieren Sie die Übung mit dem Atem, indem Sie beim Vorkippen ausatmen und beim Zurückkippen einatmen. Wichtig dabei ist, dass Mund- und Kieferbereich entspannt sind. Daher sollten Sie den Mund leicht geöffnet lassen. Sie können bei dieser Übung auch die Beckenbodenmuskeln miteinbeziehen, indem Sie sie beim Einatmen anspannen und beim Ausatmen loslassen. Es ist ein Spiel mit Ihrer Lust und den Beckenbodenmuskeln, durch das beides gestärkt wird.

Bei der **Sexschaukel** machen Sie exakt die gleichen Bewegungen. Wenn Sie das Becken nach vorn kippen, spannen Sie die Muskeln an und atmen aus. Beim Zurückkippen atmen Sie ein und lassen die Spannung wieder los. Machen Sie in Ihrem Tempo rhythmisch immer so weiter und steigern Sie durch die bessere Durchblutung Ihre Erregung. Nehmen Sie das aber bitte nicht zu ernst und konzentrieren Sie sich nicht zu sehr auf die Technik, sondern einfach auf das Spiel. Vielleicht möchten Sie auch Ihren ganz eigenen Rhythmus mit Bewegung, Atem und Spannung entwickeln. Achten Sie vielleicht erst nur aufs Kippen, aufs Atmen oder nur aufs Anspannen und Loslassen und nicht auf alles gleichzeitig.

Kultivieren Sie Ihr **drittes Auge**, Ihr **inneres Sehen**. Sie können zum Beispiel mit der Atmung spielen, indem sie beim Vorkippen ausatmen und beim Zurückkippen die Atemenergie über die Wirbelsäule bis in den Kopf zum dritten Auge hinaufziehen. Atmen Sie ein und leiten Sie die Atemenergie bis zu Ihrer Hypophyse (sitzt im Zwischenhirn), indem Sie Ihre Gedanken bewusst dem Atemfluss folgen lassen. Dieses bewusste Atmen stärkt das innere Sehen, und manche Klientinnen berichten dabei über ein Aufleuchten des dritten Auges.

Über das dritte Auge stellen Sie eine Verbindung zwischen Körper und Geist her, was auch für die spirituelle Dimension in der Sexualität sehr förderlich sein kann. Diese Verbindung können Sie auch ohne Sexualität herstellen, indem Sie das Atmen in die Hypophyse einfach immer wieder üben.

Interessant in diesem Zusammenhang ist, dass nicht nur ich mein drittes Auge verstärkt als Kribbeln spüre, sondern dass viele Frauen nach den Wechseljahren dazu fähig sind. Dabei stellt sich das Gefühl ein, dass die Energie vom Zyklus nicht mehr als Auf und Ab verläuft, sondern in konzentrierter Form ständig zur Verfügung steht und eine starke Verbindung zwischen Unterleib und drittem Auge herstellt. In meiner Beratungsarbeit, bei der sich dieses Phänomen zunehmend zeigt, geht es darum, diese Energie zu kultivieren und einen Umgang mit dieser wertvollen inneren (Körper-)Weisheit im Alter zu finden.

Eine weitere Wohltat für das Becken ist die **Babyschaukel**. Legen Sie sich auf den Rücken, winkeln Sie die Beine an und nehmen Sie die Füße in die Hände. Massieren Sie den hinteren Bereich der Fußsohle und beleben Sie Ihr Becken über diese Reflexzone. Spielen Sie mit Ihren Füßen und Zehen, so wie es Babys machen, und ziehen Sie die Füße so weit heran, dass Spannung und Dehnung im Bereich der Lendenwirbelsäule entstehen. Dann beginnen Sie, langsam zu schaukeln, hin und her und rundherum, bis die Spannung nachlässt und ein warmes, wohliges Gefühl im unteren Bereich von Bauch und Rücken entsteht. Schaukeln, kreisen, recken und strecken Sie sich aus dem Becken heraus und bewegen Sie damit genussvoll den ganzen Körper. Beziehen Sie auch die Atmung und, wenn Sie möchten, Ihre Stimme mit ein. Sie können die Babyschaukel auch zur Vorbereitung auf die Beckenschaukel und den Sex oder auch vorbeugend gegen Regelbeschwerden durchführen.

Die **weitende Hocke-Stellung** ist eine Übung, die Sie so oft wie möglich praktizieren sollten. Atmen Sie in den Unterleib, gehen Sie in die Hocke und lehnen Sie sich dabei an eine Wand oder an eine vertraute Person oder einen Baum im Wald, dann geht es leichter. Verbinden Sie sich über die Vagina mit der Mutter Erde und atmen Sie heilsame Erdenergie ein. Füllen Sie Ihr ganzes Becken damit auf und bedanken Sie sich dafür.

Wenn Sie allein und ungestört sind und Ihre Regel haben, lassen Sie Ihr Blut einfach in einen Behälter, in die Wiese oder in die Erde fließen und geben Sie es so der Natur zurück. Sie können auch die Beckenbodenmuskeln abwechselnd anspannen und loslassen. Das fördert die Durchblutung, und Sie können dabei unmittelbar erleben, wie Sie Ihren Blutfluss selbst kontrollieren können.

In vielen Naturvölkern ist es üblich, keine Monatshygieneartikel und auch keine Unterwäsche zu tragen, sondern den Blutfluss über die Muskulatur zu kontrollieren. Die Frauen spannen ihre

Muskeln einfach an und hocken sich hin, um das gesammelte Blut loszulassen. Im Buch »Regelschmerz ade! Die freie Menstruation«[80] beschreibt die Autorin Caroline Oblasser, wie Frauen diese Technik lernen können. Viele erleben diese Erfahrung als sehr stärkend und erzählen von besonderen Erlebnissen.

Freude: Das Glas ist halb voll oder halb leer. Sie haben die Wahl! Entscheiden Sie sich täglich bewusst für das volle Glas und leben Sie aus der Fülle. Richten Sie Ihre Aufmerksamkeit mit Dankbarkeit auf das, was da ist, und nicht auf das, was fehlt oder nicht so ist, wie Sie das möchten. Bedanken Sie sich bei Ihrem Unterbauch. Richten Sie Ihren Blick nicht auf die Beschwerde, sondern auf das Gesunde. Erstellen Sie eine Freudebiographie, um zu schauen, was im bisherigen Leben erfreulich war, und nutzen Sie diese gesunden Bereiche als Energiequelle und Stärkung.

Schreiben Sie eine Liste mit allem, was Ihnen Freude macht und was Sie gern erleben möchten. Notieren Sie auch kleine Freuden für den Alltag. Seien Sie großzügig dabei, lassen Sie ruhig ein offenes Ende und ergänzen Sie Ihre Liste, sobald Ihnen etwas einfällt.

Ich kenne Frauen, die ganze Freudebücher erstellt haben und die so ihren Blick mehr und mehr auf die Lebensfreude gerichtet haben.

Faustregel: Gönnen Sie sich

- einmal täglich eine kleine Freude,
- einmal wöchentlich eine größere Freude,
- einmal monatlich eine große Freude und
- einmal jährlich eine Riesenfreude.

Heilsame Entwicklungs- und Wandlungspotentiale öffnen

Wenn Du weiterhin das tust, was Du bisher getan hast, wirst Du weiterhin das haben, was Du immer hattest. (Paul Watzlawick)

Selbstheilungsprozesse beinhalten immer Abschied und Erneuerung. Wichtig ist, sich auf das Wesentliche zu konzentrieren, auf das, was wir wirklich wollen, und zu erkennen, was unsere wahren Bedürfnisse sind. In einer Krankheit, einem Symptom, einer Beschwerde kann ein Aspekt stecken, der auf eine gesunde Art gelebt werden möchte. Die nachfolgenden Fragen können Ihnen dabei helfen, Ihre Beschwerden auf der mentalen Ebene zu erkunden.

Nehmen Sie sich genug Zeit und Ruhe und schreiben Sie als erste Überschrift auf:

»Mein Krankheitsgewinn« oder
»Der Vorteil meiner Beschwerden« oder
»Der Sinn meiner Beschwerden«.

Stellen Sie sich ganz auf diese Frage ein und schreiben Sie dann drauflos, ohne viel nachzudenken und zu kontrollieren. Alles, was Ihnen einfällt, auch einzelne Worte, Fragen, Widerstände. Auch ein »Da kommt nichts« wird aufgeschrieben.

Schreiben Sie so lange, bis Sie das Gefühl haben, dass der Gedankenfluss erschöpft ist. Im Anschluss lesen Sie sich alles laut vor und versuchen, Sätze daraus zu formulieren. Zum Beispiel: Der Sinn meiner Beschwerden ist, dass ... ich mich mit mir, meinen Bedürfnissen und meiner Weiblichkeit beschäftigen muss, kann, darf ... Der Vorteil meiner Beschwerden ist, dass ... ich in Ruhe gelassen werde ... Mein Krankheitsgewinn ist, dass ... ich besondere Zuwendung bekomme ...

Machen Sie sich diese positiven Aspekte Ihrer Beschwerden richtig bewusst und auch den Umstand, dass Sie die Beschwerden brauchen, um sich um Ihre Bedürfnisse zu kümmern, Ruhe zu haben und Zuwendung zu bekommen.

Machen Sie sich bewusst, dass Heilung bedeuten würde, sich ohne Beschwerden darum kümmern zu dürfen. Und irgendetwas hindert Sie daran, sonst hätten Sie es längst getan.

Schreiben Sie jetzt Ihre Befürchtungen und Ängste auf, indem Sie Ihre Gedanken zum Beispiel wie folgt vervollständigen:

Wenn ich mich um meine Bedürfnisse kümmere, dann ... bin ich egoistisch und werde nicht mehr geliebt! Wenn ich Ruhe haben möchte, ... stoße ich andere zurück und verletze sie!

Wenn ich Zuwendung haben möchte, ... überfordere ich andere, ich darf nichts brauchen!

Formulieren Sie mit eigenen Worten Ihre eigenen Befürchtungen. Das, was dabei herauskommt, sind Ihre »Glaubenssätze«. Ein Werkzeug für die Arbeit mit Glaubenssätzen finden Sie im Anschluss an die Fragen.

Fragen Sie sich jetzt, wozu es sich lohnt, beschwerdefrei zu sein. Was ist dann anders in Ihrem Leben, und wie fühlt sich das an? Was ist Ihre Vision?

Gibt es eine Vorstellung von einem beschwerdefreien oder gar sich wohlig gut anfühlenden Unterleib?

Was würde passieren, wenn Ihr Unterleib lustvoll und fruchtbar wäre? Wie würde sich das zeigen, beruflich, privat, in Ihrer Beziehung, Ihrer Sexualität, Ihrer Lebensweise?

Was wollen Sie wirklich? Was hindert Sie daran, es zu tun?

Seien Sie ganz ehrlich und schreiben Sie alles auf, was zu dieser Frage auftaucht. Konzentrieren Sie sich gedanklich auf eine Zukunft ohne Beschwerden. Wenn Befürchtungen und Ängste kommen, formulieren Sie wieder Ihre Glaubenssätze daraus.

Vielleicht möchten Sie auch ein Bild von Ihrer Vision malen?

Gibt es ein Vorbild, eine Frau, die so lebt, wie Sie es gern möchten, und die Ihnen zeigt, was möglich ist?

Eine Zukunftsvorstellung zeigt das, wofür es sich lohnt, Veränderungen geschehen zu lassen.

Was müsste ich für die Heilung verabschieden, aufgeben?

Stellen Sie sich wieder voll auf diese Frage ein und schreiben Sie alles auf, auch Ahnungen, Unklares oder Unvorstellbares.

Abschied und Trauer können sich auf Gedanken, Glaubenssätze, Muster und Eigenschaften beziehen, aber auch auf die Lebensweise, auf Beziehungen, Orte, Berufliches. Oft scheint es wichtig, auch die Tatsache der Beschwerden und deren Folgen zu betrauern.

Lesen Sie in Ruhe alles durch und bringen Sie es auf eine realistische Ebene mit der Frage: Was bin ich jetzt bereit, aufzugeben oder zu betrauern?

Entwickeln Sie konkrete Handlungen daraus, die auch ganz klein sein dürfen. Wenn Sie zum Beispiel eine Ahnung haben, dass Sie sich von Ihrem Partner oder Ihrer Mutter trennen müssten, um lustvoll Frau zu sein, es sich aber nicht vorstellen können, dann trennen Sie sich innerlich von diesem Teil, zum Beispiel indem Sie sich von unangenehmen Situationen distanzieren oder sich anders verhalten als sonst. Steigen Sie aus und hören Sie auf, mitzuspielen.

Glaubenssätze erkennen, verwandeln und verabschieden

Die Energie folgt den Gedanken!

Achte auf deine Gedanken, denn sie werden deine Worte. Achte auf deine Worte, denn sie werden deine Gefühle. Achte auf deine Gefühle, denn sie werden dein Verhalten. Achte auf deine Verhaltensweisen, denn sie werden deine Gewohnheiten. Achte auf deine Gewohnheiten, denn sie werden dein Charakter. Achte auf deinen Charakter, denn er wird dein Schicksal/dein Leben. Achte auf dein Schicksal/dein Leben, indem du jetzt auf deine Gedanken achtest. (Chinesisches Sprichwort)

Glaubenssätze sind Denkmuster, die das persönliche Wertesystem repräsentieren, nach dem wir unser Leben ausrichten. Ein wichtiger Schritt im Heilungsprozess ist das Hinterfragen von Glaubenssätzen, um die Überzeugungen zu erkennen, die keine Gültigkeit mehr haben, die überlebt sind, die uns krank machen, und diese Glaubenssätze zu verändern bzw. zu erweitern. Die Wildwuchs-Beratung hat dazu spezielle Techniken entwickelt. In einem bestimmten Rahmen können Sie Ihre Glaubenssätze auch selbst erkunden.

Beginnen Sie damit, sehr genau auf das eigene Denken zu achten, um Glaubenssätze auch als solche erkennen zu können. Das gelingt am einfachsten, wenn Sie sich bewusst machen, was Ihr Krankheitsgewinn ist, und sich Möglichkeiten überlegen, Ihre Sichtweise zu verändern.

Hinterfragen Sie, wie Beschwerde und Weiblichkeit zusammenhängen: Was denken Sie über sich als Frau, über Ihre Beschwerden, Ihren Unterleib, Ihre Menstruation, über Sexualität, Schwangerschaft, Kinder usw.? Wie denken Ihre Mutter, Ihre Großmutter, Ihre

Lehrerin und andere wichtige Frauen aus Ihrem Leben darüber, und was haben sie Ihnen weitergegeben?

Schreiben Sie alle Sichtweisen und Gedanken einfach spontan und unzensiert auf. Dann formulieren Sie daraus Ihre Glaubenssätze. Ein Beispiel: »Regelbeschwerden sind ganz normal und gehören dazu (auch meine Mutter und meine Großmutter hatten Bauchkrämpfe).«

Dieses weit verbreitete Denken ist ein typischer Glaubenssatz, denn es kann auch ganz anders sein, und es gibt unzählige Frauen, die keine Beschwerden haben, die sogar eine besondere Kraft aus ihrer Menstruation ziehen.

Gehen Sie dem Glaubenssatz weiter nach und fragen Sie nach dem Vorteil, der in unserem Beispiel lauten kann: Wenn ich Bauchkrämpfe habe, darf ich im Bett bleiben, werde verwöhnt, fühle mich geborgen, darf von anderen etwas wollen! Oder: Nur wenn es mir schlecht geht, darf ich mich schonen!

Die Beschwerden werden also gebraucht, um auf sich und die eigenen Bedürfnisse zu achten.

Fragen Sie weiter: Was wäre, wenn ich weniger arbeiten würde, ohne Beschwerden zu haben? Dabei stolpern Sie vielleicht über die Angst, nicht mehr den Erwartungen zu entsprechen und in der Folge vielleicht den Job zu verlieren.

Wenn ich den Job verliere, dann …

Möglichkeit 1: … muss mein Partner für alle verdienen. Wenn er für alle verdienen muss, ist er überfordert und bricht zusammen, wird krank, verlässt mich, liebt mich nicht mehr …

Möglichkeit 2: … bekomme ich keinen anderen mehr. Wenn ich keinen Job mehr bekomme, verarme ich, wenn ich verarme, mag mich niemand mehr, und ich bin einsam, werde krank, muss sterben.

Formulieren Sie Ihren ganz persönlichen Glaubenssatz, indem Sie immer weiter fragen, bis Sie das Gefühl haben, an der Essenz, an der Quelle zu sein.

In der klassischen Wildwuchs-Beratung werden Glaubenssätze einfach verabschiedet, weggeworfen, begraben oder verbrannt. Ich habe für meine Klientinnen eine ganz eigene Vorgehensweise entwickelt, die sich als sehr hilfreich erwiesen hat:

- Schreiben Sie Ihren Glaubenssatz in großer Schrift auf ein großes Blatt Papier.
- Legen Sie das Blatt auf den Boden und stellen Sie sich darauf.
- Sprechen Sie diesen Satz ganz langsam und laut und in dem Bewusstsein aus, dass dies ein Leitsatz in Ihrem Leben als Frau ist.
- Lassen Sie sich Zeit und spüren Sie, welche Körperempfindungen und Gefühle dieser Satz in Ihnen auslöst. Sprechen Sie alles laut aus.
- Fragen Sie sich: Wann und von wem wurde mir diese Denkweise zum ersten Mal vermittelt, dass ich etwas leisten muss, auch wenn ich müde bin. Erinnern Sie sich so konkret wie möglich an diese Situation und auch an weitere Situationen. Sprechen Sie alles aus und spüren Sie, was dieses Erinnern in Ihrem Körper und in Ihrer Gefühlswelt auslöst. Erinnern Sie sich an die Situation, als Ihre Beschwerden das erste Mal spürbar wurden.
- Nun stellen Sie sich die Frage, wie sich dieses Denken in Ihrem Leben privat und beruflich auswirkt, zum Beispiel: »Der Glaube, dass ich den Job verliere, wenn ich weniger arbeite, hat mich dazu gebracht, wie folgt zu handeln ...« Lassen Sie sich Zeit und holen Sie alles ins Bewusstsein, was Ihnen an Situationen einfällt. Vergessen Sie nicht, zu spüren und auch laut und bewusst auszusprechen, wie sich das körperlich und emotional anfühlt.

- Jetzt kommt die entscheidende Frage: Brauche ich dieses Denken noch? Wenn sich ein NEIN wirklich stimmig anfühlt, dann verabschieden Sie Ihren Glaubenssatz, indem Sie das Blatt wegwerfen, begraben, verbrennen oder auf Ihre ganz eigene Art loswerden.
- Wenn Sie ein JA spüren und ihn noch brauchen, dann schreiben Sie bitte auf, wozu Sie dieses Denken noch halten wollen. Manche Frauen verabschieden einen Glaubenssatz auch nur zum Teil und schneiden vor dem Abschied das Stück von dem Blatt ab, das sie noch brauchen. Entscheidend dabei ist die Wahrhaftigkeit. Seien Sie ehrlich zu sich, lassen Sie sich Zeit dabei und geben Sie nur Sätze weg, die Sie im Innersten nicht mehr wollen. Nur dann stellt sich auch die Wirkung ein.

Abschiede können sehr persönlich gestaltet werden. Manche Klientinnen basteln einen Sarg, den sie begraben, oder ein Boot, das sie in einen Fluss setzen. Ihrer Kreativität sind hier keine Grenzen gesetzt, toben Sie sich aus! Geben Sie dieses Denken in Würde Ihren Eltern, der Lehrerin von damals, der Kirche, dem Universum oder wem auch immer unter dem Motto zurück: »Der Satz hatte einmal Sinn für mich, aber jetzt brauche ich ihn nicht mehr und gebe ihn dankend zurück.«

Eine andere Möglichkeit, Denkweisen zu verabschieden, besteht darin, den Glaubenssatz in eine persönliche positive Affirmation zu verwandeln, zum Beispiel: Ich DARF weniger arbeiten und mich dabei wohlfühlen. Oder: Ich DARF weniger arbeiten, weil ich mehr Ruhe brauche.

Kathrin beispielsweise hat ihren Glaubenssatz »Ich werde kinderlos bleiben« umgewandelt in »Die Mutterschaft ist für mich immer noch genauso möglich wie vor einem Jahr«.

Finden Sie Ihre eigene Formulierung und legen Sie sich eine Liste mit Ihren Affirmationen an, die Sie immer wieder lesen, um sie im Gehirn zu verankern. Sie werden bald bemerken, wie durch dieses bewusste Verabschieden und Verwandeln Ihre Aufmerksamkeit gegenüber Ihrem Denken zunimmt und wie Sie immer rascher feststellen, dass Sie in alte Denkmuster fallen oder Situationen inszenieren, die dieses Denken festigen. Zum Beispiel: Sie sind allein zuhause und legen sich auf die Couch, weil Sie ein bisschen ruhen möchten. Ihr Partner kommt, und schon stehen Sie auf und tun irgendetwas, um zu zeigen, dass Sie »etwas leisten«.

Wenn Ihnen dieses Verhalten auffällt, nachdem Sie den alten Glaubenssatz umgewandelt haben in »Ich darf mich ausruhen, wenn ich müde bin«, können Sie gedanklich darauf zurückgreifen und sich wesentlich leichter dabei tun, einfach liegenzubleiben. Ihre moralische Instanz ist nicht mehr irgendwer im Außen, sondern das sind Sie jetzt selbst, und Sie erlauben es sich.

Die Geschichte umschreiben

Etwas kann erst gehen, wenn es da sein darf.

Ein Wertesystem besteht aus vielen Glaubenssätzen, die sich als innere Muster zusammenfassen lassen, zum Beispiel Beziehungsmuster, ungesunde Muster im Berufsleben oder Leidens- und Beschwerdemuster, die in der Selbstheilungsberatung herausgearbeitet werden.

Sie können dieses Herausarbeiten selbst versuchen, indem Sie zum Beispiel ein Bild von Ihrem schmerzenden Unterleib malen und in dieses Bild alles hineinschreiben, was Sie darüber denken. Dann verabschieden Sie das ganze Muster und malen ein heilsames Muster-Bild auf, das Sie sich immer wieder ansehen. Ein schmerzendes

Bild kann beispielsweise eine ausgetrocknete Wüstenlandschaft sein, ein heilsames Bild eine fruchtbare, grüne Landschaft. Am besten, Sie entspannen sich und überlassen den Stift oder Pinsel in der Hand Ihrer Seele. So malt es sich wie von selbst, einmal mit dem Fokus auf »Problem« und anschließend beim nächsten Bild mit dem Fokus auf »Heilen«. Lassen Sie sich überraschen, was dabei herauskommt.

In Krankheits- und Krisenzeiten beginnen innere Muster zu wackeln. Um diese instabil gewordenen inneren Muster zu verändern, gibt es unterschiedliche Techniken. Eine Möglichkeit besteht darin, Ihre Geschichte, in der dieses Muster entstanden ist, umzuschreiben:

Die wichtigsten Bezugspersonen der Kindheit sind die Eltern. Sie geben lebensprägende Muster weiter. Ihre Fürsorge ist die Grundlage für Urvertrauen, Selbstbewusstsein, Mitgefühl, Beziehungsfähigkeit, Liebe und Sexualität. Wer diese Qualitäten selbst nicht in ausreichendem Maße erfahren hat, kann sie meist auch nicht adäquat leben.

Wohlgemerkt: Es geht dabei nicht um Schuldzuweisung, sondern um Umstände. Aber Fehlendes oder Kränkendes kann körperliche Beschwerden hervorrufen, und Beschwerden haben eine Geschichte, die mit ursächlich auslösenden Situationen begonnen hat.

Sie haben so die Möglichkeit, Ihre Geschichte im Nachhinein zu verändern.

Was bedeutet das?

Nachdem krankmachende Muster, die in Beschwerden zu finden sind, sehr tief liegen und ihre Wurzeln meist schon in der Kindheit oder noch früher haben, ist es aus meiner Erfahrung wirkungsvoll, genau dort anzusetzen, um die alten Muster in heilsame Bilder zu verwandeln. Ich habe dazu eine eigene Visualisierung entwickelt, eine Reise zu einer ursächlichen Situation der Beschwerden. Diese Situation wird anschließend im Detail aufgeschrieben, und zwar in der Gegenwartsform. Dadurch wird die Geschichte noch einmal

Praktischer Übungsteil für Ihre Selbstheilungsarbeit

ganz nahe herangeholt und in ihren emotionalen und sinnlichen Aspekten erfasst. Danach schreiben Sie die Geschichte oder das Bild, die Situation, die in der Visualisierung aufgetaucht ist, genau so um, wie Sie es damals gebraucht hätten, um sich gut und wohlzufühlen.

Verabschieden Sie die ursprüngliche Geschichte und halten Sie sich den Teil, den Sie umgeschrieben haben, immer wieder vor Augen.

• Als Mädchen unerwünscht

Beispiel einer Klientin: *Hier im Bauch meiner Mama ist es recht gemütlich, es ist warm, ich fühle mich geborgen. Aber ich spüre auch, dass etwas nicht stimmt, dass mit mir etwas nicht stimmt. Irgendwie versuche ich dauernd, mich dünner und länger zu machen, möchte schmal sein, verbiege mich, strenge mich an, um mich in eine passende Form zu bringen. Jetzt höre ich, wie jemand sagt: »Aber es soll schon ein Junge werden, wegen dem Betrieb und überhaupt, Buben haben es leichter. Sie sind auch unkomplizierter, ganz sicher.« Mir wird ganz eng und heiß, ich möchte mich verstecken, ganz klein machen, dass mich niemand sieht. Ich bin ein Mädchen. Was soll ich tun, ich bin verzweifelt. Ich möchte meine Eltern nicht enttäuschen. Ich habe Angst, bin angespannt. Wenn die merken, dass ich ein Mädchen bin, dann haben sie mich nicht mehr lieb, und ich bin schuld, dass sie nicht glücklich sind. Ich habe Angst, ich zittere, alles ist eng. Die Stimmen sind wieder weg, aber ich hab Angst, dass sie wiederkommen ... Ich werde einfach so tun, als wäre ich ein Bub, wenn ich rauskomme. Ich werde unkompliziert sein, keine Umstände machen und das andere gar nicht zeigen, dann mögen sie mich vielleicht doch.*

Die Klientin kam wegen starker Menstruationsbeschwerden und eines unerfüllten Kinderwunschs in die Beratung. Sie umgab sich schon als Kind hauptsächlich mit Jungs und lehnte ihre Weiblichkeit unbewusst ab. In der Beratung nahm sie ihre Gebärmutter in länglicher Form wahr. Im Laufe ihres Selbstheilungsprozesses freundete sie sich mit ihrem Zyklus an, und ihre Beschwerden verringerten sich zunehmend. Sie schrieb ihre Geschichte um:

Ich schwimme in warmer Flüssigkeit, bewege mich ganz leicht und stoße immer wieder mit meinen Beinen und Händen an eine Art Wand. Die fühlt sich weich und warm, aber auch fest an und gibt mir Schutz und Geborgenheit. Ich freue mich, hab genug Platz und kann mich nach allen Seiten frei bewegen. Ich höre eine Stimme, die sagt: »Oh, jetzt spüre ich meine Kleine wieder, ich bin mir schon ziemlich sicher, dass es ein Mädchen wird. Wenn es ein Bub wird, freu ich mich auch, aber ich spüre ein Mädchen in mir. Die tanzt ganz schön herum, die wird einmal eine ganz Lebendige. Ich freu mich schon so auf mein Mädchen.« Jetzt höre ich eine andere Stimme und merke, dass ich ganz freudig aufgeregt bin. Die sagt: »Ja, du wirst schon recht haben, dass es ein Mädchen wird. Ich freu mich auch schon total und hätte auch schon einen Namen für sie.« Die Stimmen verklingen, und ich hüpfe vor Freude im Bauch herum. Ich spüre, dass ich geliebt werde und dass ich genau so richtig bin, wie ich bin.

Etwa ein Jahr nach dem Umschreiben und dem regelmäßigen Visualisieren der Bilder ihrer neuen Geschichte wurde die Klientin schwanger. Ihre Gebärmutter fühlte sich endlich anerkannt und durfte sich ausdehnen, um Platz für ein Kind zu schaffen.

Noch eine persönliche Geschichte von mir in der ursprünglichen und der anschließend umgeschriebenen Fassung, die von der »Kraft der Bärin« erzählt:

• Die Bärmuada am Heuboden

Ich bin auf einem Bauernhof aufgewachsen, und meine Eltern warnten uns immer vor der bösen Bärmuada, die am Hof herumwandert. Sie könnte sehr böse werden und schlimme Kinder aufessen: *Es war Winter, ich musste Heu runterwerfen und hatte Angst, denn die*

Bärmuada wurde besonders in den Raunächten vermehrt gesehen. Ich gehe also alleine rauf auf den Heuboden, mein Herz klopft, und ich beginne zu zittern. Ganz schnell werde ich das Heu hinunterwerfen, um rasch wieder weglaufen zu können. Dann sehe ich die Bärmuada auf der linken Rückwand, sie ist riesengroß. Sie hat einen großen Kopf und über das Haar ein Tuch mit zwei seitlichen Knoten gebunden (es könnten auch die Eierstöcke sein). Sie schaut mich ganz böse an. Je länger ich hinschaue, desto lebendiger wird ihr Gesicht, und es beginnt, sich in meine Richtung zu bewegen. Ich erstarre vor Angst, spüre mich nicht mehr und suche einen guten Zeitpunkt, um schnell abzuhauen. Am liebsten würde ich laut schreien, aber ich will nicht, dass meine Eltern das Ganze erfahren, weil es ja bestätigen würde, dass ich schlimm bin. Zitternd lass ich die Heugabel fallen und renne davon. Ich laufe die Stiegen hinunter in den Stall zu Mama. Mehr weiß ich nicht mehr.

So entstand in mir die Angst vor meiner eigenen weiblichen Urkraft. Ich habe diese Geschichte neu geschrieben – so, wie ich sie damals gebraucht hätte, um als Mädchen gestärkt zu werden.

Mama erzählt mir, dass in den Raunächten die Bärmuada herumgeistert. Sie sei eine große Beschützerin, und in dieser Zeit können ihr besonders Mädchen und Frauen näherkommen, um von ihr gestärkt zu werden. Mama sagt: »Sie ist eine ganz Große, die Bärmuada!« Am Abend einer der Raunächte, am Weihnachtstag, gehe ich auf den Heuboden, um Heu für die Kühe hinunterzuwerfen. Ich fürchte mich ein bisschen, aber ich nehme die Gabel und beginne mit der Arbeit. Dann sehe ich die Bärmuada hinten auf der Wand, ihr Gesicht ist ganz groß, und sie hat ein Tuch über den Kopf gebunden mit zwei Zipfeln links und rechts. Sie schaut mich böse an und kommt immer näher. Ich habe große Angst und renne, so schnell ich kann, hinunter in den Stall zu Mama. Ganz aufgeregt rufe ich: »Oben ist die Bärmuada!« Mama hockt gerade bei einer Kuh, steht auf, nimmt mich an der Hand und fragt: »Magst du sie mir zeigen?« Ich bin einverstanden und halte mich ganz fest an Mamas Hand. Sie geht voran, wir schleichen uns rein, aber ich kann die Bärmuada nicht mehr sehen. Mama erklärt mir, dass diese nicht immer sichtbar ist, auch wenn sie da ist. Sie spürt meine Angst, nimmt mich ganz fest in ihre Arme und legt sich mit mir ins Heu. Da liegen wir, und es wird ganz still. Mama erzählt: »Weißt du, die Bärmuada ist eigentlich die Gebärmutter. Alle Mädchen und Frauen haben eine Bärmuada. Du bist in meiner Bärmuada gewachsen, und auch du hast eine in deinem Bauch. Die Bärmuada kann ganz groß werden, und sie ist sehr weise.« Mama streicht mir sanft über den Bauch und gibt mir ein Bussi auf die Wange. Sie sagt: »Ich bin sehr stolz auf dich und freue mich, dass du ein Mädchen bist.« Ich fühle mich so beschützt und geborgen, dass ich gar keine Angst mehr habe. Ich bin sogar neugierig auf die Bärmuada, will sie noch einmal sehen.

Sie klingt doch ganz anders, diese Geschichte, oder?

Ich möchte nochmals betonen, dass es hier nicht darum geht, unseren Müttern Vorwürfe zu machen, die wahrscheinlich ebenfalls andere Nahrung, Schutz und Stärkung gebraucht hätten, um diese an uns weiterzugeben. Gleiches gilt für Großmütter und Urgroßmütter usw. Die Geschichte des Patriarchats ist alt, uralt, und es ist nun einfach an der Zeit, neue Geschichten zu schreiben. Ich möchte Sie deshalb dazu anregen, Ihre Erlebnisse, die mit Werten und Mustern verbunden sind, die für Sie nicht mehr stimmig und passend sind, einfach umzuschreiben.

Um eine Geschichte zu finden, die über die Ursache Ihrer Unterleibsbeschwerden berichtet und die Sie anschließend umschreiben können, müssen Sie noch einmal mutig zurück zu den Wurzeln gehen.

• Visualisierung REISE ZUR URSACHE

Suchen Sie sich einen ruhigen Ort, an dem Sie ungestört sind, legen Sie sich bequem hin und beginnen Sie mit der Entspannung durch tiefes Atmen in den Körper. Folgen Sie dem Fluss Ihres Atems mit Ihrer

Aufmerksamkeit. Legen Sie alle Muskeln und alle Kontrolle ab, alle Spannungen und Blockaden fließen in den Boden, verflüchtigen sich.

Begeben Sie sich in der Entspannung an einen Ort, an dem Sie sich wohlfühlen. Nun stellen Sie sich vor, es kommt ein Aufzug oder ein Fahrzeug und bleibt stehen. Vorn steht mit großen Buchstaben darauf: ZUR URSACHE. Schauen Sie sich das Fahrzeug und diese Buchstaben genau an und entscheiden Sie dann, ob Sie wirklich bereit sind, einzusteigen.

Wenn Sie sicher sind, dass Sie hinschauen wollen, steigen Sie ein und fahren los, betrachten die Umgebung, nehmen alles wahr, was Ihnen auf dem Weg so begegnet.

Wenn das Fahrzeug langsamer wird und stehen bleibt, wissen Sie, dass es Zeit ist, auszusteigen. Sie gehen zur Türe, und wenn Sie diese öffnen, werden Sie ein Bild oder eine Situation sehen, die mit der Ursache Ihrer Beschwerden zu tun hat. Sie nehmen all Ihren Mut zusammen und steigen aus.

Schauen Sie sich das Bild oder die Situation ganz genau an und lassen Sie das Gesehene auf sich wirken. Wenn Sie bereit sind, gehen Sie direkt in das Bild oder in diese Situation hinein und erkunden alles mit Ihren Sinnen.

Achten Sie gut darauf, was Sie wahrnehmen und was passiert, wenn Sie da mittendrin sind. Es wird alles möglichst konkret da sein: Personen, Kleidung, Haare, Gesicht, Formen und Farben der Umgebung, Gerüche und Geräusche, Lebewesen, Gefühle, Stimmungen. Je konkreter Sie alles wahrnehmen, desto wirksamer ist diese Reise.

Lassen Sie alles zu, auch wenn es weh tut oder unangenehm ist. Sie wissen ja, dass das schon vorbei ist und dass es nur darum geht, es ein letztes Mal zu erspüren, um es lösen und heilen zu können.

Wenn es dann genug ist, verabschieden Sie sich, wenden sich ab und steigen wieder in Ihr Fahrzeug, das auf Sie gewartet hat.

Es bringt Sie wieder zurück an Ihren SICHEREN ORT, an dem Sie sich noch eine Weile ausruhen können, bevor Sie wieder in den realen Raum zurückkehren.

Schreiben Sie anschließend alles genau so auf, wie Sie es erlebt haben, aber in der Gegenwartsform. Lassen Sie alle Gefühle und Erinnerungen zu, die auftauchen.

Dann schreiben Sie die Geschichte um. Bleiben Sie auch dabei in der Gegenwartsform und verändern Sie den Ausdruck aller beteiligten Personen und Elemente so, wie sie es damals gebraucht hätten, damit es sich gut und heil anfühlt.

Wenn die Geschichte fertig umgeschrieben ist, wenden Sie sich den beteiligten Personen zu. Um nicht in Groll oder Vorwürfen zu verharren, machen Sie sich bewusst, dass diese Personen auch ihre Geschichte haben und daher zu diesem Zeitpunkt nicht anders handeln konnten. Schreiben Sie auf, was die beteiligten Personen gebraucht hätten, damit sie Ihnen das hätten geben können, was Ihnen gutgetan hätte. So können Sie ein umfassenderes Feld von Heilung erzeugen, das das gesamte (Familien-)System miteinbezieht.

Lesen Sie jetzt noch einmal die ursprüngliche Geschichte ganz bewusst und verabschieden Sie diese dann.

Lesen Sie die umgeschriebene Geschichte so oft wie möglich, damit sich die neuen heilsamen Bilder einprägen können. Stellen Sie sich die neue Situation sinnlich und emotional möglichst genau so vor, wie Sie sie in Ihrer Fantasie erlebt haben. Sie wissen, unser Gehirn macht keinen Unterschied zwischen Vorstellung und Wirklichkeit und überschreibt die alte Geschichte mit der neuen, die dann eine ganz andere Wirkung zeigt.

Zur Verstärkung können Sie die neue Geschichte oder einzelne wichtige Elemente daraus auch malen oder anderweitig kreativ darstellen.

• Abschiedsrituale

Ablösungsprozesse von ungesunden Abhängigkeiten in Beziehungen sind ebenfalls ein zentrales Thema im Selbstheilungsgeschehen. Eine Anleitung, wie Sie diese Art Ablösung für sich gestalten können, ist das nachfolgende Ritual, das sich sowohl bei tatsächlichen Trennungen als auch für innere Ablösungsprozesse eignet, die eine Beziehung nicht beenden, sondern in ihrer Qualität verändern.

Das Ritual hat sich in meiner Beratungspraxis bei zahlreichen Menschen bewährt, um eine Beziehung aus einer ungesunden Abhängigkeit auf eine erwachsene Ebene zu bringen oder um innere Bindungen zu lösen. Manchmal hat frau sich schon längst von ihrem Partner getrennt, ist aber innerlich noch immer in dieser Beziehung gefangen. Mit dem Ritual lässt sich die Trennung noch einmal bewusst vollziehen, was besonders hilfreich ist, wenn es um die Verabschied eines von weiblicher Linie »vererbten« inneren Musters geht, das im Zusammenhang mit Unterleibsbeschwerden steht.

Schaffen Sie sich einen ungestörten Raum und legen Sie kleine Zettel, einen Stift, Taschentücher, zwei lange Fäden, eine Kerze und ein Bild der Person bereit, von der Sie sich lösen wollen.

Legen Sie nun mit dem einen Faden einen großen Kreis, der einen energetischen Platz für Sie und die Person bietet, von der Sie sich ablösen wollen. Nehmen Sie das Bild von dieser Person und binden Sie ein Ende des anderen Fadens um das Bild und das andere Ende in Nabelhöhe um Ihren Bauch. Zünden Sie die Kerze an und bitten Sie, wenn Sie möchten, um spirituelle Begleitung.

Stellen Sie sich auf die Person ein, indem Sie erst ein paar tiefe Atemzüge nehmen und dann die Person auf dem Bild einfach anschauen. Nehmen Sie alle Gefühle und Körperregungen wahr.

Beginnen Sie, dieser Person laut zu sagen, was Sie alles von ihr an Eigenschaften, Denkweisen, Emotionen, Erkenntnissen, Fähigkeiten und Potentialen, Verletzungen und Schmerzen, Beschwerden usw. bekommen haben.

Schreiben Sie alles Positive und Negative einzeln in Stichworten auf kleine Zettel und legen Sie diese Zettel im Kreis hin. Bleiben Sie im Augenkontakt mit der Person und nehmen Sie alle Gefühle und Körperregungen weiterhin wahr.

Sprechen und schreiben Sie so lange, bis Ihnen nichts mehr einfällt. Begrüßen Sie die Gefühle, die kommen, und benennen Sie sie gleich.

Anschließend nehmen Sie jeden einzelnen Zettel, sprechen noch einmal laut aus, was darauf geschrieben steht, und entscheiden, ob Sie das Notierte mitnehmen oder der Person zurückgeben, so dass zum Schluss ein Teil der Zettel vor dem Bild der Person liegt und der andere Teil in Ihrer Hand.

Verabschieden Sie sich in Würde. Schneiden Sie dann ganz bewusst die Verbindungsschnur durch und treten Sie langsam aus dem Kreis heraus. Bleiben Sie stehen, wenn der Abstand stimmt. Schauen Sie aus der Distanz noch einmal zurück, nehmen Sie wahr, wie sich das anfühlt, und benennen Sie Ihre Gefühle laut für sich.

Dann lösen Sie das Ritual auf.

Achten Sie in der kommenden Zeit darauf, wie sich die Beziehung verändert und entwickelt.

Wenn Sie sich von Beziehungsmustern in Partnerschaften oder von Ihrem bisherigen Frauenbild ablösen wollen und das Ritual zum Beispiel mit dem Bild Ihrer Mutter gemacht haben, lade ich Sie ein, danach in einem zweiten Schritt das neue, gesunde, lustvolle Frauenbild zu vervollständigen.

Dazu treten Sie aus dem gemeinsamen Kreis heraus und legen in einem von Ihnen gewählten Abstand einen eigenen Kreis für sich, setzen sich hinein und reihen die mitgenommenen Zettel noch einmal auf.

Nun schreiben Sie all das auf kleine Zettel, was Sie für das neue Frauenbild zusätzlich noch brauchen, wie zum Beispiel mehr Lachen und Leichtigkeit, mehr Lust, Erotik und Sexualität, mehr innere Ruhe, Selbstliebe usw.

Dann überlegen Sie, wie Sie im Alltag ganz kleine Portionen davon in Ihr Leben holen können. Das kann sich konkret so äußern, dass Sie den Kontakt zu Frauen suchen, die hier Vorbild für Sie sein können, dass Sie mit anderen Frauen über Ihr gewünschtes Frauenbild sprechen, darüber lesen und den Fokus in Ihrem Alltag darauf richten, diese gewünschten Qualitäten wahrzunehmen. Ich habe beispielsweise eine Zeitlang Vogelfedern als Symbole für Leichtigkeit in der Natur gesammelt, und bei jeder Feder habe ich mich bedankt und die Leichtigkeit bewusst in mir gespürt.

Wenn Sie sich also zum Beispiel auf Fröhlichkeit und Lachen ausrichten, gehen Sie durch den Tag, indem Sie andere anlächeln bzw. nach fröhlichen Menschen Ausschau halten. Finden Sie lustvolle Bewegungen, wenn Sie lebendiger werden wollen. Suchen Sie die Stille, wenn Sie zur Ruhe kommen wollen usw.

Beenden Sie das Ritual mit Ihren konkreten kleinen Handlungsschritten für ein gesundes, lustvolles Frausein.

Wenn Sie das Ablösungsritual nicht allein durchführen möchten, können Sie sich Unterstützung und Begleitung von Freunden oder einer professionellen Beraterin holen.

Visualisierungsanleitung

Die Visualisierungen SICHERER ORT, KÖRPERERKUNDUNG, ANALYTISCHE VISUALISIERUNG, Reise zur WEISEN ALTEN sowie das Gesundheitstrainingsprogramm SELBSTHEILUNGSREZEPT stammen ursprünglich aus der Methode Wildwuchs. Alle anderen Elemente und Anleitungen wurden in meiner eigenen Praxis entwickelt.

In der Einzelberatung werden die Visualisierungen professionell begleitet, so dass sehr viel Intensität und Tiefe entstehen kann. Damit Sie Ihre Beschwerden selbst erkunden und eigene Heilungsschritte erarbeiten können, wurden die Visualisierungsanleitungen entsprechend bearbeitet und zusammengefasst. Sie können auch eine vertraute Person bitten, Sie zu begleiten, oder die »Reisen« gemeinsam gehen.

Die folgenden drei kleinen Visualisierungen sind ein erster Einstieg und dienen dazu, Ihre Vorstellungskraft zu trainieren, und helfen, gut geschützt, geführt und verbunden zu sein.

• Schutz, Antenne und Erdung

Schutz: Stellen Sie sich vor, Sie sind in einen Schutzmantel, eine zweite Haut oder eine Eihaut gehüllt, deren Farbe Sie bestimmen und wechseln können und die Sie näher oder ferner vom Körper tragen und an besonders empfindlichen Stellen verstärken können. Der imaginäre Schutz bildet eine Grenze und schafft so mehr Distanz zur Umwelt. So können Sie sich in Heilungsprozessen, in denen Sie besonders offen und verletzlich sind, besser schützen. Probieren Sie aus, welche Art von Schutzhülle für Sie die passende ist, und gehen Sie in empfindlichen Phasen mit dieser Schutzhülle in den Tag. Je öfter Sie die imaginäre Schutzhülle tragen, umso einfacher und schneller ist sie verfügbar.

Praktischer Übungsteil für Ihre Selbstheilungsarbeit

Antenne: Wenn Sie eine Verbindung zur spirituellen Welt herstellen möchten und sich innere Führung wünschen, stellen Sie sich vor, dass am Scheitelpunkt Ihres Kopfes (entspricht energetisch dem Kronenchakra) eine Antenne, eine Feder oder eine andere Verbindung existiert, die heilsame bzw. wichtige Informationen für Sie empfängt und ins Innere weiterleitet. Bitten Sie bewusst um spirituelle Führung, und Sie werden merken, dass Sie aufrechter gehen. Experimentieren und spielen Sie mit Ihrer ganz persönlichen »Himmels-Leitung«.

Erdung: Lassen Sie im Stehen Wurzeln aus Ihren Füßen herauswachsen, die sich mit der Erde verbinden, langsam immer tiefer wachsen und sich verzweigen. Stellen Sie sich dabei vor, dass die Erde wie eine große Mutter für Sie ist, die »Mutter Erde«, die Sie trägt, hält und nährt. Die Erde kann auch alles aufnehmen, was nicht mehr gebraucht wird. Sie hat die Kraft, es zu verwandeln und zu erneuern. Wenn Sie möchten, können Sie alles Alte, Verbrauchte, alles, was nicht mehr zu Ihnen gehört, einfach beim Ausatmen in die Erde abfließen lassen. Auch Spannungen können Sie auf diese Art aus dem Körper in die Erde ausatmen. Fruchtbare und heilsame Energie können Sie mit dem Einatmen aus der Erde holen und im Körper dorthin schicken, wo Sie sie brauchen.

Die Erdung funktioniert auch im Sitzen und Liegen, wenn Sie die Wurzeln aus dem Steißbein wachsen lassen.

Diese Erdung eignet sich auch als zusätzliche Stabilität für die Reise zum SICHEREN ORT.

Alle drei Visualisierungen können Sie gleichzeitig anwenden und täglich geborgen zwischen Himmel und Erde und gut geschützt durchs Leben gehen.

• Wortspiele

»Wortspiele«[81] helfen uns, Bilder, Träume, Wünsche und Symbole des Körpers rund um die Beschwerden besser zu verstehen. Nehmen wir als Beispiel die Gebärmutter, die für jede Frau eine etwas andere Bedeutung hat.

Schreiben Sie nun das Wort »Gebärmutter« links oben auf einen Zettel und notieren Sie darunter einzeln 16 Assoziationen, die Ihnen spontan dazu einfallen, zum Beispiel gebären, Mutter, rund, warm, Bauch, Kind, Geburt, Regel, heilen, Ruhe, weiblich, Natur, Zyklus, heilig, Erde, Schmerz.

Dann suchen Sie für den ersten und zweiten Begriff **eine** gemeinsame Assoziation (z. B. gebären/Mutter = Familie), die Sie daneben notieren, wobei die Begriffe nicht unbedingt mit der Gebärmutter zu tun haben müssen.

Das Gleiche machen Sie nun mit den Begriffen drei und vier, fünf und sechs usw., bis Sie acht neue Worte auf dem Papier stehen haben.

Von diesen acht Begriffen suchen Sie wieder jeweils eine neue Assoziation für den ersten und zweiten Begriff, den dritten und vierten usw., bis Sie vier Begriffe haben.

Dann machen Sie in dieser Weise weiter, bis nur noch zwei Begriffe stehen. Zum Schluss finden Sie eine Verbindung dieser beiden Begriffe, und Sie haben ein Wort, in das alle anderen Begriffe eingegangen sind.

Mit diesem Wortspiel können Sie die Bedeutung eines für Sie markanten Begriffs erst erweitern und zum Ende hin wieder verdichten. Damit finden Sie nicht nur eine neue Bedeutung, sondern schon während des Spiels ergeben sich interessante Bedeutungszusammenhänge, die Sie beachten sollten.

• Entspannung als Grundelement

Schaffen Sie sich einen wohligen, geborgenen und ungestörten Raum. Bereiten Sie Malsachen vor, um das Erlebte zum Ausdruck bringen zu können. Wenn Sie möchten, zünden Sie eine Kerze an und bitten Sie um spirituelle Begleitung. Lassen Sie sich mit einer Haltung auf die Visualisierungen ein, mit der Sie alles, was sich zeigt oder nicht zeigt, als Information wahrnehmen können, ohne es bewerten zu müssen.

Setzen oder legen Sie sich entspannt hin, atmen Sie langsam und tief in alle Körperteile. Beim Ausatmen lassen Sie alle Spannungen einfach los. Beginnen Sie bei den Füßen und gehen Sie alle Bereiche durch, bis zum Kopf.

Stellen Sie sich vor, Sie werden von Mutter Erde gehalten und getragen, von der Göttin, von Ihrer Mutter oder von jemand anderem, dem Sie vertrauen. So können Sie noch ein bisschen mehr loslassen und sich öffnen.

Spüren Sie bewusst in dieses Loslassen hinein, indem Sie sich vorstellen, noch ein bisschen schwerer zu werden. Lassen Sie alle Spannungen, die noch im Körper sind, einfach in den Boden abfließen oder abtropfen.

Tief entspannt begeben Sie sich nun auf eine Ebene der inneren Bilder, indem Sie ganz langsam von 1 bis 5 zählen.

Leiten Sie jede innere Reise mit der oben beschriebenen Entspannung ein. Gehen Sie aus jeder Reise wieder durch Zählen von 5 bis 1 auf die reale Ebene zurück. Schreiben Sie nach jeder Visualisierung auf, was Sie erlebt haben bzw. erzählen Sie es einer vertrauten Person. Malen Sie ein Bild vom wichtigsten Eindruck und finden Sie daraus einen wichtigen Heilungsschritt. So entwickeln Sie Ihr ganz persönliches SELBSTHEILUNGSREZEPT.

● Reise an den SICHEREN ORT

Tief entspannt begeben Sie sich nun auf eine Ebene der inneren Bilder, indem Sie ganz langsam von 1 bis 5 zählen.

> Lassen Sie in Ihrem Inneren ein Bild von einem Ort entstehen, an dem Sie sich wohl und geborgen fühlen.

Lassen Sie sich Zeit dabei und erkunden Sie diesen Ort mit allen Ihren Sinnen. Achten Sie auf Geräusche, Gerüche, Bewegung, Stimmungen und Gefühle. Spüren Sie den Boden unter den Füßen und die Luft auf Ihrer Haut oder in den Haaren. Nehmen Sie sich Zeit, zu tun, was Sie gerade möchten. Das ist Ihr persönlicher Ort der Sicherheit, der Ihnen Geborgenheit und Energie gibt.

Wenn Sie diesen Ort für sich genug ausgekostet haben, verabschieden Sie sich, zählen langsam von 5 bis 1 und stellen sich auf den Raum ein, in dem Sie sich real befinden.

Dann spüren Sie bewusst Ihren Körper, recken und strecken sich und öffnen langsam Ihre Augen.

Heilungsschritte: Malen Sie ein Bild von diesem Ort. Hängen Sie Ihr gemaltes Bild auf und betrachten es ca. vier Wochen lang täglich. Besuchen Sie diesen Ort möglichst oft in der Realität oder in Ihrer Fantasie. Sie können sich auch täglich einmal kurz entspannen, die Augen schließen und sich vorstellen, an diesem Ort zu sein. Wenn Ihr SICHERER ORT auch in Wirklichkeit existiert, dann besuchen Sie diesen Ort möglichst oft.

Wenn Sie möchten, können Sie das Bild bzw. Ihre innere Sicherheit auch körperlich verankern, indem Sie die Augen schließen, sich vorstellen, an dem Ort zu sein, und aus einem Impuls im Körper eine Bewegung entstehen lassen. Es kann eine ganz kleine Bewegung sein, wie etwa ein Zeichen mit dem Finger, oder eine große Bewegung. Vertrauen Sie Ihrem Körper und lassen Sie ihn einfach machen. Diese Bewegung können Sie entweder täglich einmal bewusst ausführen oder immer dann, wenn Sie Sicherheit brauchen. Stärken Sie Ihre Sicherheit durch die körperlich verankerte Bewegung und machen Sie das, was Sie an diesem Ort getan haben.

Erinnern Sie sich an das, was Sie an diesem Ort gemacht haben! Da wir an Orten, an denen wir uns ganz sicher und ungestört fühlen, meistens das tun, was uns guttut und was heilsam ist, kann darin ein Hinweis auf einen weiteren konkreten Heilungsschritt enthalten sein.

Visualisierung KÖRPERERKUNDUNG

● Der ORT DER BESCHWERDE

Tief entspannt begeben Sie sich nun auf eine Ebene der inneren Bilder, indem Sie ganz langsam von 1 bis 5 zählen.

Gehen Sie an Ihren SICHEREN ORT, erkunden Sie ihn sinnlich und gehen Sie Ihren Impulsen nach. An diesem Ort haben Sie jetzt die Möglichkeit, sich und Ihre Unterleibsbeschwerden näher zu erkunden.

Ich als Frau: Stellen Sie sich vor, Sie sehen sich selbst vor sich stehen. Betrachten Sie Ihre Haare, Ihr Gesicht, Ihren Körper. Achten Sie auf Ihre Kleidung, Ihre Haltung, Ihren Ausdruck. Lassen Sie sich selbst als Frau auf sich wirken. Achten Sie auch auf Ihre Gedanken und Gefühle.

Lassen Sie dann die Frau vor sich kleiner werden, so richtig zusammenschrumpfen, und schlüpfen Sie dann mit Ihrer Aufmerksamkeit in sie hinein.

Erkunden Sie Ihren großen Körper, indem Sie als ganz kleines Wesen auf ihm herumgehen oder herumklettern und sich alles genau anschauen. Gehen Sie zu dem Bereich, in dem Ihre Beschwerden sind, und erkunden Sie ihn von außen. Was können Sie dort sehen, hören, riechen oder spüren? Tauchen Bilder auf, wie es innen sein könnte? Gibt es Gefühle dazu oder eine bestimmte Stimmung? Nehmen Sie alles wahr, was von innen nach außen dringt.

Wenn Sie möchten, können Sie Ihre Beschwerden von innen her erkunden und in den Körper hineingehen. Suchen Sie sich eine Körperöffnung, schauen Sie diese genau an und gehen Sie dann hinein zum Ort Ihrer Beschwerde.

Lassen Sie diesen Ort erst auf sich wirken und nehmen Sie alles wahr, was Sie sehen, hören und riechen können.

Wenn Sie möchten, können Sie das Gewebe, das Sie umgibt, berühren und spüren, ob es weich oder fest, feucht oder trocken, warm oder kalt ist. Vielleicht bewegt sich auch etwas.

Lassen Sie sich Zeit, alles zu erkunden, und achten Sie auf Ihre Gefühle und Stimmungen.

Vielleicht möchten Sie diesem Ort eine Frage stellen und erfahren, was er braucht, was ihm fehlt. Vielleicht möchten Sie etwas sagen, oder Sie spüren einen Impuls, etwas zu tun.

Lassen Sie alles zu, was dort passieren möchte, und wenn es genug ist, verabschieden Sie sich wieder von diesem Ort.

Sie gehen aus dem Körper heraus bzw. verlassen den Bereich und sind wieder an Ihrem SICHEREN ORT. Dort verschmelzen Sie mit Ihrem großen Körper, bis Sie wieder eins und ganz sind. Bleiben Sie noch eine Weile an Ihrem SICHEREN ORT und schöpfen Sie neue Energie und Kraft, bevor Sie wieder in den realen Raum zurückkehren.

Wenn Sie diesen Ort für sich genug ausgekostet haben, verabschieden Sie sich, zählen langsam von 5 bis 1 und stellen sich auf den Raum ein, in dem Sie sich real befinden.

Dann spüren Sie bewusst Ihren Körper, recken und strecken sich und öffnen langsam Ihre Augen.

Heilungsschritt: Schreiben oder malen Sie alles Erlebte auf, und wenn Ihnen danach ist, erzählen Sie es einer vertrauten Person. Entwickeln Sie einen kleinen Handlungsschritt aus dem, was der ORT DER BESCHWERDE braucht, was ihm guttut.

● **Der ORT DER KRAFT**

Tief entspannt begeben Sie sich nun auf eine Ebene der inneren Bilder, indem Sie ganz langsam von 1 bis 5 zählen.

Gehen Sie an Ihren SICHEREN ORT.
Stellen Sie sich vor, Sie sehen sich selbst vor sich stehen. Betrachten Sie Ihre Haare, Ihr Gesicht, Ihren Körper. Achten Sie auf Ihre Kleidung, Ihre Haltung, Ihren Ausdruck. Lassen Sie sich selbst als Frau auf sich wirken.

Achten Sie auch auf Ihre Gedanken und Gefühle.

Lassen Sie dann die Frau vor sich kleiner werden, so richtig zusammenschrumpfen, und schlüpfen Sie mit Ihrer Aufmerksamkeit in sie hinein.

Gehen Sie als kleines Wesen zum Ort, wo Ihre Kraft ist, Ihre Kraftquelle im Körper. Lassen Sie sich Zeit und vertrauen Sie darauf, dass Ihr Körper Sie führt.

Nehmen Sie den ORT oder das ORGAN DER KRAFT von außen oder von innen mit allen Sinnen wahr. Schauen und staunen Sie, hören, riechen und erspüren Sie diese gesunde Kraft in sich und freuen Sie sich darüber.

Wenn Sie den Ort ausreichend erkundet haben, verabschieden Sie sich.

Verlassen Sie Ihren Körper und beginnen Sie wieder zu wachsen und mit dem großen Körper zu verschmelzen.

Zurück an Ihrem SICHEREN ORT verweilen Sie noch ein bisschen.

Verabschieden Sie sich, zählen Sie langsam von 5 bis 1 und stellen sich auf den Raum ein, in dem Sie sich real befinden.

Dann spüren Sie bewusst Ihren Körper, recken und strecken sich und öffnen langsam Ihre Augen.

Heilungsschritt: Malen bzw. schreiben Sie Ihre Erlebnisse mit Ihrer Kraft auf. Nehmen Sie Ihre Kraft im Körper immer wieder wahr, besonders dann, wenn Sie sich schwach, ohnmächtig oder verzweifelt fühlen. Legen Sie eine Hand auf Ihren Kraft-Ort und die andere auf den Ort Ihrer Beschwerde. Schaffen Sie eine energetische Verbindung, vielleicht als Welle, Band, Fluss oder Strahl. Sie können sich diese Verbindung auch als Licht oder in einer Farbe vorstellen.

Lassen Sie vom ORT DER KRAFT Energie zum ORT DER BESCHWERDE fließen und stellen Sie sich vor, dass diese Kraft den ganzen Bereich Ihrer Beschwerden mit heilsamer Energie versorgt und nährt.

• Den Beschwerden eine Gestalt geben

Tief entspannt begeben Sie sich nun auf eine Ebene der inneren Bilder, indem Sie ganz langsam von 1 bis 5 zählen.

Begeben Sie sich an Ihren SICHEREN ORT und lassen Sie eine weiße Leinwand entstehen. Sie wissen, wenn Sie mit Ihrer Hand über diese Leinwand streichen, entsteht die Gestalt Ihrer Beschwerde als Symbol, vielleicht als Person, als Tier, als Pflanze oder als Gegenstand.

Schauen Sie diese Gestalt genau an und lassen Sie sie einfach wirken.

Wenn Sie möchten, können Sie mit der Gestalt in Kontakt treten und ihr eine wichtige Frage stellen. Sie wird Ihnen antworten. Stellen Sie Ihre Frage und merken Sie sich gut die Antwort. Lassen Sie sich genug Zeit dafür.

Verabschieden Sie sich von der Gestalt und streichen Sie das Bild mit den Händen weg.

Dann lassen Sie auch die Leinwand vor Ihren Augen verschwinden.

Verabschieden Sie sich von Ihrem SICHEREN ORT, zählen Sie langsam von 5 bis 1 und stellen sich auf den Raum ein, in dem Sie sich real befinden.

Dann spüren Sie bewusst Ihren Körper, recken und strecken sich und öffnen langsam Ihre Augen.

Heilungsschritt: Malen Sie die Gestalt und schreiben Sie alles auf, was Ihnen zu ihr einfällt. Machen Sie ein Wortspiel dazu.

Bleiben Sie mit ihr in Kontakt und formen Sie einen Handlungsschritt aus ihrer Antwort, der sich im Alltag leicht umsetzen lässt. Wenn Sie keine Antwort bekommen, akzeptieren Sie das. Häufig stellt sich die Antwort erst danach oder im Traum ein.

Sie können die Gestalt später nochmals entstehen lassen und sie fragen, was sie braucht, um mit Ihnen zu sprechen. Wenn sie auch darauf nicht reagiert, gehen Sie noch näher in Kontakt mit ihr, indem Sie sich räumlich annähern und sie vielleicht auch sanft berühren. Vielleicht beginnt sie sich zu bewegen oder auf ihre Art auf etwas Wichtiges hinzuweisen. Manchmal braucht es mehrere Besuche, bis sich eine Reaktion zeigt.

ANALYTISCHE VISUALISIERUNG

Diese Visualisierung führt in die Entstehungsgeschichte der Beschwerden und funktioniert als analytisches Element nur in Einzelsitzung mit professioneller Begleitung. Einige Sequenzen daraus eignen sich aber sehr gut, um den Dialog mit dem Körper zu trainieren, wozu ich Sie ermutigen möchte. Sprechen Sie mit Ihrem Körper. Bestimmte Organe lassen sich auch als Verbündete für Ihre Heilung oder für andere Themen in Ihrem Leben nutzen. Viele Klientinnen besprechen Entscheidungen mit ihren Organen und haben zum Beispiel gelernt, aus dem Herzen heraus zu leben oder mit Hilfe der Gebärmutter ihre Weiblichkeit mehr zu beachten.

• Dialog mit dem Körper

Tief entspannt begeben Sie sich nun auf eine Ebene der inneren Bilder, indem Sie ganz langsam von 1 bis 5 zählen.

Gehen Sie an Ihren SICHEREN ORT und lassen Sie dort eine große weiße Leinwand entstehen. Streichen Sie mit Ihren Händen über diese Leinwand und lassen Sie das Bild von Ihrem Körper entstehen.

Lassen Sie Ihren Körper ganz plastisch werden und erforschen Sie die KÖRPERLANDSCHAFT mit den Händen. Lassen Sie Ihre Finger eine Stelle finden, einen Bereich des Körpers, mit dem Sie über Ihr Anliegen sprechen möchten. Das muss nicht der ORT DER BESCHWERDE sein, Sie können genauso gut mit Ihrem Herzen über die Unterleibsbeschwerden reden. Manchmal ist es leichter, aus einem gewissen Abstand heraus ein Thema anzugehen, als direkt mit dem Problemort zu kommunizieren.

Lassen Sie sich einfach von einem Ort anziehen, indem Sie mit Ihrer Hand über den Körper streichen, bis sie anhält.

Vertrauen Sie darauf, dass Ihre Finger die richtige Stelle aufspüren werden.

Wenn Sie angekommen sind, bleiben Sie ganz still und spüren Sie allem nach, was Sie sinnlich wahrnehmen können.

Schaffen Sie dann eine Verbindung nach innen, indem Sie sich eine Linie, ein Band oder eine ähnliche Verbindung zu dem Organ im Körperinneren vorstellen.

Treten Sie nun mit dem Organ in Kontakt.

Beginnen Sie mit Fragen zu seinem Aussehen, seiner Bedeutung, seinen Stärken und seiner Angst. Fragen Sie, was es braucht und sich wünscht, und stellen Sie dann Ihre wichtige persönliche Frage.

Bleiben Sie im Kontakt, auch wenn Sie keine Antwort erhalten. Achten Sie auch auf die nicht verbalen Informationen des Organs.

Verabschieden Sie sich von dem Organ, dann von Ihrem SICHEREN ORT.

Zählen Sie langsam von 5 bis 1 und stellen sich auf den Raum ein, in dem Sie sich real befinden. Dann spüren Sie bewusst Ihren Körper, recken und strecken sich und öffnen langsam Ihre Augen.

Heilungsschritt: Versuchen Sie, einen Heilungsschritt aus dem Gespräch zu entwickeln. Bleiben Sie in Kontakt und bauen Sie ein Vertrauensverhältnis zu Ihrem Körper auf.

• Ich als heile, gesunde Person

Tief entspannt begeben Sie sich auf eine Ebene der inneren Bilder, indem Sie ganz langsam von 1 bis 5 zählen.

Lassen Sie am SICHEREN ORT eine große weiße Leinwand entstehen, streichen Sie langsam mit Ihren Händen darüber und lassen Sie das Bild von sich als heiler, gesunder Person erscheinen.

Wie sieht diese gesunde Person aus?

Achten Sie auf Ihre Kleidung, Ihre Körperhaltung, Ihren Gesichtsausdruck. Nehmen Sie alles wahr und lassen es auf sich wirken.

Wenn es genug ist, streichen Sie mit der Hand das Bild weg und lassen auch die Leinwand verschwinden.

Verabschieden Sie sich von Ihrem SICHEREN ORT.

Zählen Sie langsam von 5 bis 1 und stellen sich auf den Raum ein, in dem Sie sich real befinden. Dann spüren Sie bewusst Ihren Körper, recken und strecken sich und öffnen langsam Ihre Augen.

Heilungsschritt: Malen Sie das Bild oder gestalten Sie es kreativ. Visualisieren Sie täglich das Bild von sich als heiler, gesunder Frau für ca. einen Monat lang. So geben Sie ihr den Raum, um sich in Ihnen zu entfalten.

• Reise zum HEILSAMEN PROZESS

Tief entspannt begeben Sie sich auf eine Ebene der inneren Bilder, indem Sie ganz langsam von 1 bis 5 zählen.

Lassen Sie am SICHEREN ORT eine große weiße Leinwand entstehen, streichen Sie langsam mit Ihren Händen darüber und lassen Sie das Bild vom HEILSAMEN PROZESS entstehen. Es wird ein Bild sein, auf dem sich Ihr Heilungsweg, Ihre heilsame Entwicklung »abzeichnet«.

Lassen Sie dem Bild genug Zeit, zu entstehen, und nehmen Sie es mit allen Sinnen wahr.

Merken Sie sich alles, was Sie wahrnehmen, was passiert.

Wenn es genug ist, streichen Sie das Bild mit den Händen weg. Verabschieden Sie sich von den inneren Bildern und dem SICHEREN ORT.

Zählen Sie langsam von 5 bis 1 und stellen sich auf den Raum ein, in dem Sie sich real befinden.

Dann spüren Sie bewusst Ihren Körper, recken und strecken sich und öffnen langsam Ihre Augen.

Heilungsschritt: Malen Sie den Prozess, auch wenn Sie die Botschaft nicht gleich erkennen. Gehen Sie etwas auf Abstand zu dem Bild und lassen es noch einmal wirken. Schauen Sie das Bild ca. einen Monat lang täglich an, und sobald sich ein konkreter Handlungsschritt ableiten lässt, setzen Sie diesen um.

Sie können das Bild danach auch weiterentwickeln, indem Sie es, Ihren Impulsen folgend, verändern oder ergänzen.

Reise zur WEISEN ALTEN

Diese Reise und die Reise zur ANTWORT bzw. zum NÄCHSTEN HEILUNGSSCHRITT bieten Ihnen die Möglichkeit zu üben, mehr auf Ihre innere Stimme bzw. Ihre innere Weisheit zu hören.

Tief entspannt begeben Sie sich auf eine Ebene der inneren Bilder, indem Sie ganz langsam von 1 bis 5 zählen.

Gehen Sie an Ihren SICHEREN ORT oder wählen Sie für sich alternativ einen Ort, an dem Sie sich völlig frei fühlen können. Verweilen Sie dort und lassen Sie alles sinnlich auf sich wirken. Sie wissen, in der Nähe gibt es einen Berg, und dort wohnt die WEISE ALTE, die Ihnen Beraterin und Begleiterin sein kann.

Sie machen sich auf den Weg zum Berg. Dort entdecken Sie einen Eingang, den Sie sich sehr genau anschauen.

Am Boden finden Sie ein Licht oder eine Lampe, die Sie mitnehmen können. Gehen Sie langsam und sicheren Schrittes tiefer in den Berg hinein, immer tiefer und noch tiefer. Lassen Sie sich Zeit und beachten Sie den Weg.

Ganz tief drinnen kommen Sie zu einer Lichtung. Dort können Sie die WEISE ALTE sehen, neben ihr ein Feuer. Hier gibt es auch einen See.

Schauen Sie alles in Ruhe an, die WEISE ALTE, das Feuer und den See.

Wenn Sie möchten, nehmen Sie Kontakt zu dieser Frau auf.

Sie werden von ihr eingeladen, eine wichtige Frage ins Feuer zu sprechen.

Finden Sie Ihre wichtige Frage und sprechen Sie diese ins Feuer.

Sprechen Sie diese Frage ganz bewusst dreimal aus, erst im Stillen, dann laut und hören Sie sich selbst dabei zu.

Dann wenden Sie sich wieder der Frau zu, die ein Geschenk in Ihren Händen für Sie bereithält.

Es ist ein Geschenk, das Ihnen helfen kann, eine Antwort auf Ihre Frage zu finden.

Verabschieden Sie sich nun und gehen Sie den Weg zurück bis zu Ihrem Ort.

Erholen Sie sich dort. Wenn Sie bereit sind, zählen Sie langsam von 5 bis 1 und stellen sich auf den Raum ein, in dem Sie sich real befinden. Dann spüren Sie bewusst Ihren Körper, recken und strecken sich und öffnen langsam Ihre Augen.

Heilungsschritt: Besorgen Sie sich das symbolische Geschenk, egal ob Sie es kaufen, malen, basteln oder irgendwo finden. Es ist nicht wichtig, dass es genau gleich aussieht, es geht hier vielmehr um den symbolischen Wert.

Tragen Sie dieses Geschenk bei sich und schreiben Sie für drei Tage alles auf, was Ihnen zu Ihrer Frage bzw. zum Geschenk einfällt, ohne dies zu ordnen oder zu kontrollieren. Wenn Sie alle Ihre Einfälle aufgeschrieben haben, besuchen Sie die WEISE ALTE und bitten Sie sie um eine Antwort auf Ihre Frage. Meist ist darin ein Hinweis zur Klärung Ihrer Gedanken oder eine Bestätigung enthalten.

Wenn Sie das Gefühl haben, sofort eine Antwort zu brauchen, und sich bereit dazu fühlen, versuchen Sie die

● Reise zur ANTWORT

Tief entspannt begeben Sie sich auf eine Ebene der inneren Bilder, indem Sie ganz langsam von 1 bis 5 zählen.

Gehen Sie an Ihren SICHEREN ORT oder wählen Sie sich alternativ einen Ort, an dem Sie sich völlig frei fühlen können. Verweilen Sie dort und lassen Sie alles sinnlich auf sich wirken.

Sie machen sich auf den Weg zum Berg der WEISEN ALTEN. Dort entdecken Sie einen Eingang, den Sie sich sehr genau anschauen.

Am Boden finden Sie ein Licht oder eine Lampe, die Sie mitnehmen können. Gehen Sie langsam und sicheren Schrittes tiefer in den Berg hinein, immer tiefer und noch tiefer. Lassen Sie sich Zeit und beachten Sie den Weg.

Ganz tief drinnen kommen Sie zu einer Lichtung. Dort können Sie die WEISE ALTE sehen, neben ihr das Feuer und den See.

Nehmen Sie Kontakt mit ihr auf und ersuchen Sie sie um eine Antwort.

Die Frau geht mit Ihnen zum See, streicht mit ihren Händen darüber, und es entsteht ein Bild.

Nehmen Sie sich genug Zeit, schauen Sie das Bild genau an und lassen Sie es auf sich wirken. Wenn Sie möchten, können Sie in das Bild hineingehen und es von innen her erkunden. Stellen Sie sich vor, Sie machen einen großen Schritt und treten in dieses Bild hinein.

Merken Sie sich, was Sie wahrnehmen, was passiert, und lassen Sie sich Zeit.

Dann verabschieden Sie sich und steigen aus dem Bild heraus, an den Rand des Sees.

Die Frau streicht jetzt mit ihren Händen das Bild weg und geht mit Ihnen zurück zum Feuer. Sie hält wieder ein Geschenk für Sie bereit, das Ihnen helfen wird, die Antwort in Ihrem Alltag umzusetzen.

Wenn Sie möchten, nehmen Sie das Geschenk an.

Verabschieden Sie sich nun und gehen Sie den Weg zurück bis zu Ihrem Ort. Erholen Sie sich dort. Wenn Sie bereit sind, zählen Sie langsam von 5 bis 1 und stellen sich auf den Raum ein, in dem Sie sich real befinden. Dann spüren Sie bewusst Ihren Körper, recken und strecken sich und öffnen langsam Ihre Augen.

Heilungsschritt: Malen Sie das Bild und schauen Sie es sich genau an. Vielleicht ist die Antwort ganz klar und zeigt einen konkreten Handlungsschritt. Vielleicht gibt es aber Undeutlichkeiten. Dann lassen Sie dieses Ungenaue, Undeutliche einfach so stehen! Schauen Sie sich das Bild einfach immer wieder an. Manchmal kann auch Verwirrung heilsam sein.

Wenn Sie nichts gesehen haben, malen Sie das Nichts. Dann ist die Antwort vielleicht, Leere oder Freiraum zu schaffen oder etwas, was dieses Nichts für Sie bedeutet. Sie können zum Beispiel das Wortspiel machen mit dem Begriff »Nichts« oder etwas anderem, das sich gezeigt hat, um die Botschaft klarer zu erkennen.

Reise zum ERSTEN oder NÄCHSTEN HEILUNGSSCHRITT

Auch die längste Reise beginnt mit dem ersten Schritt. (Laotse)

Wenn Sie mit Visualisierungen schon etwas vertrauter sind, können Sie versuchen, Ihre Heilungsschritte aus Ihrer inneren Weisheit heraus mit Hilfe der WEISEN ALTEN zu erfahren oder für sich selbst Ihren Heilungsschritt als Bild entstehen zu lassen.

Heilungsschritt mit Hilfe der WEISEN ALTEN finden: Tief entspannt begeben Sie sich auf eine Ebene der inneren Bilder, indem Sie ganz langsam von 1 bis 5 zählen.

Gehen Sie an Ihren SICHEREN ORT und machen Sie sich von dort aus auf den Weg zur inneren Beraterin, zur WEISEN ALTEN.

Ersuchen Sie sie um ein Bild vom ERSTEN bzw. NÄCHSTEN HEILUNGSSCHRITT. Schauen Sie zu, wie die Frau mit ihren Händen über den See streicht und wie das Bild Ihres Heilungsschrittes sichtbar wird.

Lassen Sie sich Zeit und schauen Sie das Bild genau an. Wenn Sie möchten, treten Sie in das Bild hinein und erkunden es mit allen Ihren Sinnen.

Wenn es genug ist, treten Sie aus dem Bild heraus und gehen mit der Frau, die das Bild wegstreicht, zurück zum Feuer. Dort bekommen Sie noch ein symbolisches Geschenk, das Ihnen helfen wird, Ihren Heilungsschritt im Alltag umzusetzen.

Bedanken Sie sich und verabschieden Sie sich von ihr. Gehen Sie den Weg zurück bis zu Ihrem SICHEREN ORT. Erholen Sie sich dort.

Wenn Sie bereit sind, zählen Sie langsam von 5 bis 1 und stellen sich auf den Raum ein, in dem Sie sich real befinden. Dann spüren Sie bewusst Ihren Körper, recken und strecken sich und öffnen langsam Ihre Augen.

Heilungsschritt: Malen Sie das Bild und versuchen Sie, daraus einen Handlungsschritt abzuleiten. Besorgen Sie sich das Geschenk und tragen Sie es bei sich. Wenn Sie kein Bild gesehen haben, akzeptieren Sie das so. Vielleicht versuchen Sie es später in einer konzentrierteren Situation noch einmal oder lassen sich von einer Beraterin dabei helfen.

Sie können die WEISE ALTE immer wieder besuchen oder in bestimmten Situationen rufen. Sie zeigt Ihnen Ihre innere Weisheit und ist Mittlerin zu einer spirituellen Ebene. Mit ihr können Sie alles besprechen, sich aber auch einfach nur neben sie hinsetzen, Kraft tanken oder sich halten, bekochen und umsorgen lassen. Bitten Sie Ihre spirituelle Mutter um das, was Sie brauchen. Sie wird Ihnen helfen.

Wichtig im Kontakt mit spirituellen Wesenheiten ist dabei, dass es einen klaren Anfang und ein klares Ende gibt. Gehen Sie immer ganz bewusst in den Berg hinein und kommen Sie bewusst wieder heraus bzw. rufen Sie die Frau und verabschieden Sie sie wieder.

Den Heilungsschritt selbst finden: Tief entspannt begeben Sie sich auf eine Ebene der inneren Bilder, indem Sie ganz langsam von 1 bis 5 zählen.

Lassen Sie an Ihrem SICHEREN ORT eine große weiße Leinwand entstehen. Stellen Sie sich innerlich auf Ihren Heilungsschritt ein und streichen Sie danach mit Ihren Händen über die Leinwand, um den Heilungsschritt sichtbar zu machen.

Schauen Sie das Bild genau an und lassen Sie es auf sich wirken.

Dann streichen Sie das Bild mit den Händen wieder weg, lassen die Leinwand verschwinden und kehren zurück.

Heilungsschritt: Malen Sie das Bild und visualisieren Sie es eine Zeitlang oder leiten Sie eine Handlung ab.

Das SELBSTHEILUNGSREZEPT

Sie können aus allem, was Sie in den Visualisierungen erfahren, kleine, konkrete Schritte für Ihren Alltag ableiten und so Ihr eigenes Gesundheitsrezept zusammenstellen. Wichtig dabei ist, dass Sie Handlungen auswählen, die realistisch umsetzbar sind und die Sie gerne machen.

Wenn Sie die Visualisierungen täglich praktizieren wollen, nutzen Sie am besten dafür die Zeiten, in denen Sie am meisten entspannt sind. Bilder entstehen wie von selbst in Zeiten, in denen wir ruhig genug sind, um uns selbst zuzuhören und sowohl das Innere als auch den Körper wahrzunehmen. Das ist meistens kurz vor dem Einschlafen oder gleich nach dem Aufwachen.

Sie müssen auch nicht gleich eine ganze Liste erstellen, es genügen zwei bis drei Schritte. Wenn Sie bei der Durchführung auf Widerstände stoßen (»Ich habe keine Zeit«, »Ich habe vergessen«, »Ich kann mich nicht dazu aufraffen« usw.), fragen Sie sich, ob das wirklich stimmt und was Sie tatsächlich daran hindert.

Häufig beginnt durch diese Auseinandersetzung wieder alles erneut zu fließen. Wenn Sie aber trotz der Erkenntnisse, die Sie dabei gewinnen, die inneren Widerstände nicht lösen können, holen Sie sich Unterstützung.

Wählen Sie einen geschützten Bereich in Ihrer Wohnung oder in der freien Natur, um Ihrer Heilung Raum im Alltag zu geben und um an Ihre Schritte erinnert zu werden. Lassen Sie Ihrer Kreativität freien Lauf und gestalten Sie diesen Ort mit allem, was für Ihre

Heilung wichtig ist und was Ihren Heilungsprozess widerspiegelt: Heilungstagebuch, Glaubenssätze, selbstgemalte Bilder, symbolisches Geschenk und vieles mehr.

Öffnen Sie Ihre Sinne für alles, was hilfreich ist. Legen Sie Fotos, Blumen, Kerzen und Gegenstände dazu, die für Sie eine besondere Bedeutung haben, und geben Sie dem eine besondere Bedeutung, was Ihnen besonders auffällt oder »zufällt«.

Manche Frauen haben ihren Heilungsplatz im Garten, im Wald oder in einer Höhle, und es erstaunt mich immer wieder, wie einfallsreich und kreativ diese Heilungsplätze gestaltet werden.

Heilungsvisualisierungen

● SCHMERZVISUALISIERUNG

Tief entspannt legen Sie Ihre Hände auf den Unterleib. Sie können auch warmes Öl auftragen (Rizinus- oder Lavendelöl oder ein anderes gutes Öl) und ein Tuch mit einer Wärmeflasche darüberlegen.

Nun stellen Sie sich vor, dass kleine Glückswolken in einer Farbe, die Sie mögen, alle schmerzenden Teile in Glück hüllen. Stellen Sie sich weiter vor, wie sich die Schmerzteilchen tief entspannen, lächeln, warm und weich werden und sich zu einem wohlig warmen Ganzen verbinden.

Atmen Sie die Glückswolken tief in die Schmerzteilchen hinein und lassen Sie ihnen viel Raum zum Einhüllen und Ausbreiten.

Verabschieden Sie sich und kommen Sie langsam in den realen Raum zurück.

Diese Visualisierung wirkt am besten, wenn sie vorbeugend angewendet wird oder sobald die ersten Anzeichen von Schmerz spürbar sind, und sollte dann mehrmals am Tag, vielleicht auch mit sanfter Musikbegleitung, praktiziert werden.

● **Reise zur** WEIBLICHEN BLÜTE

Legen Sie Ihre Hände tief entspannt auf den Unterleib und stellen Sie sich vor, dort entsteht eine Blüte mit geschlossenen Blütenblättern. Erkunden Sie diese Blüte mit allen Ihren Sinnen, beachten Sie die Farben und Formen.

Wenn Sie möchten, können Sie sie ganz sanft mit Ihren Fingern berühren. Durch die Berührung beginnt sie, sich langsam zu öffnen, Blütenblatt für Blütenblatt. Dabei verströmt sie ihren Duft, der sich im ganzen Unterleib, im Körper, darüber hinaus im Raum oder zu einem bestimmten Menschen hin verströmen kann. Er verströmt sich so weit, wie Sie das möchten, und dann zieht die Blüte ihren Duft wieder zurück.

Schauen Sie Ihre offene Blüte genau an und lassen Sie sie auf sich wirken.

Sie können ihr eine wichtige Frage stellen und auf die Antwort lauschen.

Dann verabschieden Sie sich und beobachten dabei, ob die Blüte offen bleibt oder sich wieder teilweise oder ganz schließen möchte, und kommen langsam in den realen Raum zurück.

Ich empfehle, mit dieser Visualisierung in allen Zyklusphasen ganz bewusst zu experimentieren. Reisen Sie zu Ihrer Eisprungblüte oder Mensblüte und achten Sie darauf, was passiert. Die Blüten erscheinen möglicherweise unterschiedlich oder wollen Ihnen etwas ganz Besonderes zu Ihren weiblichen Rhythmen zeigen.

Diese Visualisierung stammt als HERZBLÜTENVISUALISIERUNG aus der Methode Wildwuchs. Sie können zum Beispiel Ihre Herzblüte entwickeln und befragen, wenn es um Herzensangelegenheiten geht, und diese Visualisierung grundsätzlich auch auf jedes andere Organ übertragen.

Die Erfahrung zeigt, dass alle beschriebenen Visualisierungen grundsätzlich besser und auch tiefer verlaufen, wenn eine Begleitperson dabei ist, die sich um den Rahmen und die Anleitung kümmert.

Heilung in der Natur

Im Grunde ist es immer die Natur, die heilt. (Unbekannte Quelle)

Das Selbstheilungspotential liegt in unserer eigenen Natur. Beobachten Sie nur eine Schnittwunde am Finger. Sie heilt ganz von selbst und braucht dazu nur Zeit und einen halbwegs gesunden Organismus. Wenn wir unsere innere Natur mit den Kräften der Natur um uns herum in Verbindung bringen, dann kann Heilung oft von ganz allein geschehen. Wir bringen zum Beispiel das Kranke oder das Problem in Verbindung mit dem, von dem wir glauben, dass es uns hilft. Das kann ein Medikament sein, eine Ärztin oder eine Therapeutin, die Göttin, die Natur oder alles zusammen. In der Natur gibt es viele Kräfte, die unser inneres Wesen, unsere Seele berühren und Krankes, Verhärtetes wieder zum Fließen bringen, wie zum Beispiel der Wind, ein Feuer, ein Tier, eine Feder, eine Pflanze, ein Geräusch oder ein bestimmter Geruch, der uns begegnet. Und Heilung braucht erfahrungsgemäß Qualitäten wie Weite, Ruhe und Freiheit, die wir besonders in der Natur finden.

● Das Goaching

Bewegung fördert inneres Bewegtsein und bringt Verhärtetes leichter zum Fließen. Losgehen macht Loslassen möglich, der Aufbruch lässt auch innen etwas aufbrechen und symbolisiert Neues im Leben.

»Der Weg entsteht im Gehen«, lautet ein Sprichwort, das sich in meiner Praxis immer wieder bewahrheitet. Ich berate seit einigen Jahren Menschen beim Gehen in der Natur. Diese Form der Beratung nenne ich »Goaching«. Wir verlassen den begrenzten Raum eines Zimmers und damit auch die Enge und Dichte der Beschwerden oder des Problems. Allein schon das Gehen, das Draußensein ermöglicht äußeren und inneren Abstand und hilft, das Problem zu relativieren, zu fokussieren und im Kontakt mit ihm Heilungsschritte zu entwickeln.

Konkret heißt das, dass ich Klientinnen einzeln oder in der Gruppe stunden- oder auch tage- und nächteweise im Gehen und an bestimmten kraftvollen Plätzen in der Natur begleite und sie dabei unterstütze, ihre »heilsame Spur« zu finden. Als Beraterin verbinde ich mich mit unserer Urmutter, mit der Natur und mit der jeweiligen Person. So entsteht ein Energiefeld zwischen den Elementen der Natur, den spirituellen Kräften und der menschlichen Verbundenheit, die uns heilsam nährt.

Dabei beziehen wir alles mit ein, was uns begegnet und im Zusammenhang mit dem Problem bzw. dem Thema bedeutungsvoll ist. Als Kräuterpädagogin sind mir besonders Wildkräuter wichtig, die direkt am Weg wachsen und meist genau für das jeweilige Thema die richtigen sind.

Beim Gehen formuliert die Klientin ihr Anliegen, ich gebe ihr Struktur und Halt, so dass sie sich ganz auf das Erforschen und Verstehen ihrer Thematik einlassen kann. Ich höre zu, bündle und zentriere, stelle Fragen, und wir lassen uns intuitiv von bestimmten Plätzen, Pflanzen, Tieren oder Dingen ansprechen. Ich lade ein, zu verweilen, Kontakt aufzunehmen, zu berühren, zu erspüren oder einfach nur offen zu sein und wertvolle Impulse wahrzunehmen.

Die Natur stellt sich als Verbündete zur Verfügung, hält Informationen zur Lösung oder Heilung bereit und gibt Antworten. Wenn wir wieder zurückkommen, ist das Thema klarer geworden, die Wangen sind meist gerötet, der Körper fühlt sich gut an, und die konkreten nächsten Handlungsschritte haben sich gezeigt. Es ist eine für beide Seiten sehr gesunde und oft verblüffend einfache, in jedem Fall erweiternde und bereichernde Möglichkeit der Problemlösung.

Vor einiger Zeit habe ich Anna dabei begleitet, Selbstheilungsschritte für ihre starken Menstruationsbeschwerden zu finden. Wir gingen durch eine Wald- und Wiesenlandschaft, während sie mir ihr Anliegen erzählte, das wir gemeinsam genauer untersuchten. Ein kleines Wegerl zog mich in eine andere Richtung, und zwar genau zu dem Zeitpunkt, als es auch im Gespräch darum ging, das Thema aus einem anderen Blickwinkel zu betrachten. Plötzlich standen wir vor einem leicht verwilderten Platz, dessen Erde matschig war. Anna erzählte gerade von ihrer sehr ordentlichen und angepassten Mutter, die sie dazu erzogen hatte, jeglichen Schmutz zu meiden bzw. unauffällig zu entsorgen. Ich fragte Anna, ob sie bereit wäre, sich hier auf einen Baumstumpf zu setzen, was sie zögernd in ihren Stöckelschuhen und ihrer hellen, fast eleganten Kleidung auch tat. Als ich sie bat, mir mehr über ihren eigenen Umgang mit Schmutz zu erzählen, fühlte sie sich sichtlich unwohl, wurde wütend, stellte die Beratung in Frage und wollte nur noch nach Hause.

Wir konnten diese Wutenergie nutzen, um die Verbindung Schmutz, Menstruation, Schmerzen, Sexualität, Mutter, Weiblichkeit näher anzuschauen. Annas Heilungsschritt daraus war, einmal wöchentlich diesen Platz aufzusuchen und wahrzunehmen und zu benennen, was in ihr dort vorging. Ich begleitete sie dreimal. Anschließend ging sie allein, rief mich aber immer unmittelbar danach an.

Vier Monate später schrieb sie mir: »*Danke, dass du mich auf diesen Platz geführt hast. Ich habe dort Rotz und Wasser geheult, mein Blut in die Erde fließen lassen, Matschbälle geformt und geworfen, meine Füße vergraben, meine Mama beschimpft und mich gleichzeitig bei ihr bedankt. Meine Mama hat mir viel Gutes mitgegeben, aber diese extreme Sauberkeit gebe ich ihr zurück, die mag ich nicht mehr. Ich verwende auch keine Tampons mehr und sehe, rieche und spüre jetzt mein Blut. Ich versteck mich nie mehr vor mir selbst. Die Schmerzen habe ich immer noch, aber sie sind bedeutend weniger geworden.*«

Eine andere Klientin hatte eine berufliche Entscheidung zu treffen, bei der drei Optionen offenstanden. Am Weg fielen uns drei verschiedene Sträucher auf, die direkt nebeneinander wuchsen, aber ganz unterschiedlich aussahen. Die Klientin ordnete diese Sträucher ihren Möglichkeiten zu, setzte sich jeweils darunter und spürte sich mit allen Sinnen in diese Situation hinein. Danach war relativ schnell klar, wie sie sich entscheiden würde, ohne noch viel darüber zu reden. Sie konnte sich mit Hilfe der Sträucher voll auf ihre Intuition einlassen.

Eine Woche später kam sie wieder an diesen Ort, um diese Helferpflanzen zu fotografieren und das Foto später in ihrem neuen Büro aufzuhängen.

Die Elemente der Natur tragen ganz essentielle Kräfte in sich, die uns allen zur Verfügung stehen. Durch den direkten Kontakt zur Natur, durch die Weite, die Bewegung und das Sich-Öffnen wird vieles einfacher als in einem begrenzten Raum.

Probieren Sie es aus und richten Sie Ihre Aufmerksamkeit auf ein bestimmtes Problem, eine Herausforderung in Ihrem Leben. Gehen Sie mit Ihrem Anliegen in die Natur, öffnen Sie sich und bitten Sie um Hilfe. Schreiben Sie Ihre wichtige Frage dazu auf einen kleinen Zettel, stecken Sie ihn ein und ziehen Sie los.

Gehen Sie langsam und bewusst und ohne vorgegebenen Weg, lassen Sie sich treiben; schauen, bestaunen, hören, riechen, schmecken und berühren Sie alles, was Ihnen in den Sinn kommt. Achten Sie auf das, was Ihnen besonders auffällt, auch auf Ihre Gedanken, Gefühle, Ihre inneren Wahrnehmungen und Reaktionen.

Wählen Sie einen besonderen Stein, ein Holz, eine Pflanze oder einen anderen auffälligen Gegenstand aus oder besser: Lassen Sie sich von ihm finden. Nehmen Sie diesen Gegenstand in die Hand und erkunden Sie seine Eigenschaften und Qualitäten. Sie können ihn auch fragen, wie er sich selbst beschreibt und was er Ihnen zu Ihrem Thema sagen oder zeigen möchte.

Verweilen Sie an dem Ort, an dem Sie bleiben möchten, und geben Sie Ihren spontanen Impulsen nach. Legen Sie sich zum Beispiel ins Gras, spüren Sie den Boden, die Sonne, die Stimmung im Wald usw. und lassen Sie sich berühren.

Bleiben Sie zum Abschluss noch ein bisschen in der Stille, ohne irgendetwas zu wollen oder zu tun. Es genügt, einfach da zu sein. Lassen Sie sich Zeit und nehmen Sie den gefundenen Gegenstand mit, wenn Sie möchten. Gehen Sie in Ihrem Tempo zurück.

Schreiben Sie alles auf: Erkenntnisse, Botschaften und alles Verwirrende, Unbekannte, Neue. Wenn sich dabei Handlungsschritte zeigen, setzen Sie diese um.

● Die Magie der Gebärmutter

Die Gebärmutter ist ein Organ, das für Fruchtbarkeit, Wandlung und Erneuerung steht. Dieses Potential können Frauen für ihre Heilung nutzen. Denn Heilung bedeutet immer auch innere Wandlung, und da sitzen Frauen mit ihren Gebärmutterproblemen ja direkt an der Quelle.

In der Selbstheilungsarbeit sagt oder zeigt die Gebärmutter meist ganz genau, was sie braucht, um zu heilen. Dazu muss der Kontakt zur Gebärmutter aufgenommen, intensiviert und gepflegt werden. Wenn Frauen bereit sind, sich zu häuten und zu wandeln, können sie diesen Prozess auch mit magischen Ritualen, Sprüchen, Gesängen usw. verstärken.

Ein Beispiel dafür ist Eva. Sie hatte einen unerfüllten Kinderwunsch. Ihre Gebärmutter zeigte ihr das Bild einer kahlen und leeren Landschaft ohne Leben, deren Erde trocken und sehr verdichtet war. Sie entwickelte ein Wunschbild von weicher, feuchter, lockerer und sehr fruchtbarer Erde. Der Boden für eine Schwangerschaft sollte ein nahrhafter werden, wo ein Kind gut gedeihen kann. Ihre Gebärmutter wünschte sich von Eva deshalb Lockerheit, Weichheit, Lebendigkeit und Saft. Neben konkreten Heilungsschritten kreierte Eva auch einen magischen Spruch, den sie täglich aufsagte:

Harte Erde wandle dich
weich und fruchtbar mag ich dich
geb dir Lockerheit und Saft
dann haben wir es bald geschafft.

Sie malte Bilder von ihrer Gebärmutter in Wandlungsphasen, parallel zu ihrem eigenen Zyklus. Die Farben der Erde veränderten sich, es kamen nach und nach Samen, Pflanzen, Knospen und Blüten dazu, bis das Bild ihrer fruchtbaren Gebärmutter entsprach, das sie eine Zeitlang regelmäßig visualisierte und sich immer wieder die Rückmeldung ihrer Gebärmutter holte. Seit einem Jahr ist Eva glückliche Mutter.

Lieder, Sprüche, Gedichte und magische Rituale haben große Kraft. In der Beratungspraxis zeigt sich immer wieder, dass der Erfolg dieser magischen Heilarbeit vielfach davon abhängt, wie sehr sich die Person damit identifiziert, wie klar ihre Absicht ist.

Eine Klientin, die sich einen Partner wünschte, malte ein Bild von ihrem Wunschpartner. Auf der Rückseite des Bildes beschrieb sie ihn mit allen seinen Eigenschaften. Dann band sie dieses Bild mit einem Foto von sich selbst zusammen. Dafür verwendete sie ein rotes Band, das sie mit ihrem Menstruationsblut tränkte. Sie legte dieses Bild drei Wochen lang unter ihr Kopfpolster und sang jeden Abend vor dem Einschlafen folgende von ihr selbst entwickelte Hymne:

Ein ganzer Mann ist da für eine ganze Beziehung
und er sagt ja zu mir und ich zu ihm
und es ist Liebe und die Liebe kann fließen
und es ist wunderwunderschön.

Sie schlief täglich mit einem Gefühl ein, als wäre dieser Mann schon da.

Als Beraterin begleite ich, gebe Anregungen und Hinweise, aber die konkrete Vorgangsweise lässt jede Frau aus sich heraus entstehen.

• Die Zauberkraft der Menstruation

Jeden Monat häutet sich die Gebärmutter, indem sie alte Schleimhaut abstößt und sich mit frischer neu einkleidet. »Meine Tage« können Ihre Tage werden, wenn Sie diese Zeit für sich nutzen, zum Beispiel indem Sie Ihre Rituale und Heilungswünsche mit Ihrem »Zauberblut« verstärken. Menstruationsblut ist eine besondere Essenz. In früherer Zeit wurden zum Beispiel Fruchtbarkeitsrituale mit Frauenblut durchgeführt, und noch im Mittelalter war es üblich, damit zu heilen oder es als Liebestrank zu verwenden.

In meinen Workshops stelle ich mit den Teilnehmerinnen Ritual- und Heilgegenstände her, die hohe Symbolkraft haben. Hier einige Anregungen zum Selbermachen:

Rotes Gold: Trocknen Sie Ihr Menstruationsblut, es wird zu rotem, glänzendem Gold. Blut lässt sich am besten mit Schwämmchen oder dem Mooncup (Mondtasse), einem wiederverwendbaren glockenförmigen Becher aus weichem Kautschuk oder Silikon, sammeln und danach trocknen. Geben Sie Ihr »rotes Gold« in eine kleine Dose und stellen es auf einen besonderen Platz. Schauen Sie es an, berühren oder besprechen Sie es, wenn Sie Hilfe brauchen. Rühren Sie um, wenn es in Ihrem Unterleib stagniert. Verwenden Sie es als Dünger für Ihre Pflanzen oder führen Sie es wieder der Erde zu.

Ihre persönliche Göttin: Besorgen Sie sich eine Göttinnen- oder Frauenfigur, die für Sie die Urmutter und die Fruchtbarkeit der Erde symbolisiert. Besser noch, Sie modellieren selbst Ihre Göttin aus Lehm, Gips oder Modelliermasse. Machen Sie eine kleine Öffnung in die Figur und füllen Sie ihr Blut hinein oder bemalen Sie die Figur damit und legen Sie alle Ihre aus innerster Überzeugung entstandenen Wandlungswünsche mit der Bitte um Unterstützung in diese Figur.

• Gute Nahrung und heilige Ruhe

Nähren Sie sich und Ihre Zellen auf natürliche Weise. Verwenden Sie frische Nahrungsmittel in hoher Qualität und vermeiden Sie Fertigprodukte, Convenience Food und alles, was chemische Zusatzstoffe enthält. Werden Sie sensibel für das, was Ihnen und Ihrem Körper guttut oder nicht guttut, und achten Sie beim Essen auf Ihren Sättigungspunkt. Dann brauchen Sie keine Diäten mehr.

Lassen Sie sich von Kräutern dabei unterstützen, Ihr weibliches Potential zu fördern. Beispielsweise kann Damiana die sexuelle Lust stärken, Storchenschnabel die Fruchtbarkeit, Mönchspfeffer bei

Menstruationsbeschwerden helfen, Frauenmantel und Schafgarbe die Gebärmutter stärken, Beifuß uns mit unserer Urmutter verbinden und menstruations- und wehenfördernd wirken. Die Kräuter werden in Form von Teekuren, Dampf- und Sitzbädern, Räucherungen, Essenzen und in direktem Kontakt eingesetzt.

Zu diesem Thema gibt es eine Reihe guter Bücher. Eine Auswahl enthält die Literaturliste im Anhang.

Lassen Sie sich dennoch ärztlich beraten, denn auch im Umgang mit Pflanzen ist Vorsicht geboten.

Gehen Sie in die Natur oder in den Garten und suchen Sie sich eine Pflanze aus, die Sie in Verbindung mit Ihren Beschwerden besonders anspricht. Schauen Sie sich die Pflanze genau an, riechen Sie an ihr und lassen Sie sich von ihr inspirieren. Fragen Sie sie nach ihrer Botschaft. Sie wird Ihnen in Form einer Eingebung antworten oder durch eine ihrer Eigenschaft, die Ihnen an dieser Pflanze besonders auffällt. Lesen Sie anschließend über die Pflanze und ihre Qualitäten.

Früher war der Kräuterbuschen die Hausapotheke für das ganze Jahr. Er wurde meist am 15. August gebunden, dem großen Frauentag (Frauendreißiger), weil Kräuter von diesem Tag an bis zum 15. September ihre höchste Wirkung haben. Machen Sie sich Ihren persönlichen Weiberkräuterbuschen aus Heilpflanzen wie Schafgarbe, Rotklee, Beifuß, Johanniskraut, Frauenmantel, Brennnessel und anderen Wildkräutern.

Wenn Sie sich das nicht allein zutrauen, suchen Sie sich Unterstützung bei einer ausgebildeten Kräuterpädagogin. Oder nehmen Sie an einer Kräuterwanderung oder einem Weiberkräuterbuschen-Seminar in Ihrer Nähe teil.

In der Ruhe liegt bekanntlich die Kraft. Ruhe ist in unserer lauten Welt ein wesentliches Element von Heilung. Suchen Sie sich Ihren Ort der heiligen Ruhe und erleben Sie, wie die Stimmung heilig/heilsam wird, wenn Sie diese Ruhe eine Zeitlang wirken lassen. Haben Sie Mut zur Stille, zur Leere, um sich fallen zu lassen ins Nichts. Lassen Sie alles los und seien Sie einfach nur da. Nehmen Sie den Lärm in Ihrem Inneren wahr, lassen Sie die Gedanken vorbeiziehen und nehmen Sie alles an, was da ist.

Ich nenne diese Phasen bei mir selbst »blöd schauen« und merke, dass diese Zeiten der inneren »Auslüftung und Ordnung« oft die intuitivsten, kreativsten und produktivsten sind.

Die Natur kennt viele Zyklen, wie Ebbe und Flut, Tag und Nacht, die Jahreszeiten und den Mondzyklus. Bringen Sie Ihre innere Natur wieder mit der äußeren Natur in Harmonie, indem Sie versuchen, Ihr Leben stärker mit Ihrem energetischen weiblichen Rhythmus abzustimmen und Ihre eigenen potenziellen Zyklen wieder zu leben. Die meisten Frauen brauchen zum Beispiel vor und während der Regel mehr Ruhe, weil diese Zeit einer Regenerationsphase entspricht, in der der Energiepegel niedrig ist.

Prämenstruelle Beschwerden haben viel damit zu tun, dass Frauen darauf meist keine Rücksicht nehmen können, deshalb oft nervös und frustriert reagieren und sich die zusätzlich benötigte Energie in Form von Süßem zuführen, was zu körperlicher Verspannung und Verkrampfung beiträgt.

Der zeitliche Rhythmus des Mondes entspricht mit seinen 28 Tagen in etwa dem weiblichen Zyklus. Der Mond wird genauso voll und erneuert sich immer wieder wie die Gebärmutter. Da der Mond eine starke Wirkungskraft auf uns Menschen ausübt, wurde er weltweit zum Symbol vieler Göttinnen und weiblicher Naturrituale. Wenn der Mond Sie also anspricht, nutzen Sie diese Kräfte, um Ihren weiblichen Rhythmus zu stärken.

Beobachten Sie, in welchem Verhältnis der Mond zu Ihrem Zyklus steht, wie Ihre Stimmung, Ihre Esslust und Ihre Lust auf Sex damit zusammenhängen. Gehen Sie allein oder gemeinsam mit gleichgesinnten Frauen in die Natur und verbinden Sie sich mit dem Mond.

Atmen Sie heilendes Mondlicht und füllen Sie Ihre Gebärmutter, Ihren Unterbauch, Ihren Körper damit. Oder Sie legen Ihre magischen Gegenstände und Symbole bei Vollmond über Nacht ins Freie, um sie mit Mondenergie aufzuladen.

Miranda Gray, britische Künstlerin, Heilerin und Autorin des Buches »Roter Mond«, hat ein Ritual der Gebärmuttersegnung entwickelt, das weltweite Verbreitung gefunden hat und bei dem jede Frau mitmachen kann.

Diese Segnung wird mit einer Mond-Meditation eingeleitet und kann den Zyklus harmonisieren, die Fruchtbarkeit stärken, sexuelle Energien erwecken und Heilung unterstützen. Gray bildet auch »Moon-Mothers« aus, die die Gebärmuttersegnung weitergeben und Gebärmutter-Healings durchführen können, die jede Frau für sich selbst lernen und anwenden kann. Als ausgebildete »Moon-Mother« gebe ich diese Segnungs- und Heilungsarbeit im Rahmen der Einzelberatung, in Workshops, in Initiations- und Heilungszeremonien weiter.

Schmerzlindernd und die Selbstheilungskräfte aktivierend wirken auch Gebärmutterselbstmassage und manuelle Gebärmutteraufrichtung auf der Grundlage von Dr. Rosita Arvigos Technik der Maya Abdominal Therapy® (ATMAT). Diese Technik beruht auf einer Heilmethode der Maya, die über die Selbstheilungskräfte des Körpers den Blut- und Lymphfluss anregt, so dass sich die Bewegung der Lebensenergie im ganzen Körper harmonisieren kann. Dabei werden auf sanfte Weise Bauch- und Beckenorgane zurückgeleitet in ihre optimale Position, was eine Vielzahl von Symptomen lindern kann, die zum Beispiel durch Myome, Endometriose oder Inkontinenz bedingt sind, ebenso wie Schmerzzustände während der Periode.

Diese Technik eignet sich auch bei Fruchtbarkeitsproblemen, Verdauungsstörungen und sexuellen Schwierigkeiten.

Abschließend möchte ich Sie nochmals ermutigen, Ihre ganz persönliche Heilungsgeschichte zu kreieren. Erträumen Sie Ihren Heilungsprozess, malen und gestalten Sie, dichten Sie für Ihren Unterleib, schreiben Sie Lieder oder eine Geschichte oder machen Sie einen Film darüber. Singen und tanzen Sie aus dem Becken heraus. Suchen Sie Ihre persönliche Heilungsmusik, lauschen Sie fließendem Wasser in der Natur, gehen Sie Ihrer Lust nach, verspeisen Sie wilde essbare Kräuter und Früchte, graben Sie in der Erde und legen Sie Samen aus, lassen Sie Ihre Säfte fließen, spüren und berühren Sie und lassen Sie sich berühren … Verbinden Sie sich mit den Ahninnen und dem All-Eins-Sein, werden Sie ganz weit und frei und nehmen Sie Platz in Ihrer warmen, wohligen, schöpferischen Beckenschale – wie eine Himmelskönigin.

Wo du nützlich bist, wirst du benutzt

Sei Königin deines eigenen Reiches,
und du wirst wie eine Königin behandelt.
Achte dich selbst, achte auf dich selbst,
und du wirst geachtet.
Verzeih dir selbst –
und alles kommt ins Gleichgewicht.
Sei eigenmächtig –
und niemand wird Macht über dich haben.
(Luisa Francia)

Schlusswort

Gesundheit ist weniger ein Zustand als eine Haltung, und sie gedeiht mit der Freude am Leben. (Thomas von Aquin)

Das Buch beginnt damit, weibliche Unterbauchbeschwerden in einem vernetzten System von Frauenkultur, Geschichte und Gesellschaft zu betrachten. In diesem Sinne möchte ich zum Abschluss Wünsche formulieren, deren Realisierung ich für Frauen als heilsam erachte.

Ich wünsche uns Frauen mehr Verbundenheit mit uns selbst, mit unserem Körper und mit anderen Frauen. Ich wünsche mir, dass wir unseren Wert erkennen und achten, Unterschiede als Bereicherung sehen und voneinander bzw. miteinander lernen. Ich wünsche mir, dass jede Frau in ihrer Eigenart und ihrem Lebensplan anerkannt wird, egal ob sie ein Kopfmensch oder ein Bauchmensch ist, ob sie ihre Regel mag oder nicht, ob sie Männer oder Frauen liebt und ob sie Kinder bekommt.

Selbstheilung spricht nicht jede Frau an und sollte nicht zu einer neuen Ideologie werden. Gerade im Bereich Heilung im Sinne einer bunten weiblichen Lebendigkeit wäre es wichtig, hier die Verbindung aller Frauen zu stärken. Damit meine ich auch die Kommunikation zwischen unterschiedlichen Frauen und Generationen.

Besonders die »alten, weisen Frauen« mit ihrer Erfahrung werden gebraucht. Sie wurden in den Ruhestand geschickt, sind meist leise, vorsichtig, unauffällig und unwirksam geworden. Als Vorbilder brauchen wir ältere Frauen, die in ihrer Lebensweisheit geachtet werden, die sich in ihrer Freiheit frech und eigensinnig alles erlauben können und Freude am Leben haben.

Was es noch braucht, sind Männer, die sich von patriarchaler Überhöhung verabschieden und die bereit sind, auf einer Ebene von Achtung und Respekt mit Frauen zu kommunizieren. Nachdem sich

Die „glückliche" Gebärmutter

in meiner Studie wieder gezeigt hat, welch bedeutende Rolle gute Beziehungen für die Gesundheit spielen, braucht es auf jeden Fall positive Verbindungen von Frauen und Männern.

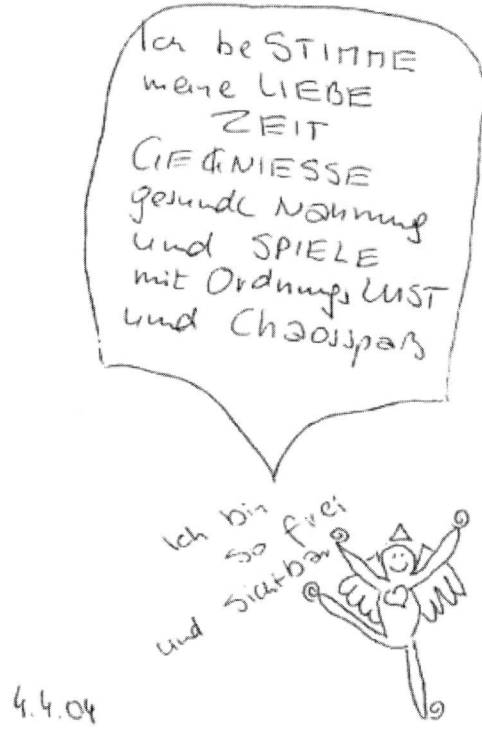

Klientinnenbild: Heilungsvisualisierung

Auf körperlicher Ebene wünsche ich mir eine Gesellschaft, in der weibliche Rhythmen und Qualitäten wie Zyklus und Menstruation, Schwangerschaft, Geburt, Stillen und Nähren wieder einen anerkannten Raum und Wert bekommen. Das beinhaltet eine Wiederannäherung an unsere natürlichen Rhythmen und Phasen, die für alle von sehr bereichernder Qualität sind.

Die eigene Natur zu achten, ist Voraussetzung für die Achtung der Natur auf globaler Ebene und fördert auch hier Verbindung und Verantwortung. Frauen, die sich und ihrem Umfeld mit Achtung begegnen, richten ihren Blick auf das eigene Glück, ohne damit das Unglück anderer zu verursachen.

Wir leben in einer Zeit, in der auch ein globaler gesellschaftlicher Wandel stattfindet, der als Chance für einen gemeinsamen Heilungsprozess genutzt werden kann. Das patriarchale, leistungsorientierte Wirtschaftssystem befindet sich an einem Wendepunkt, der auch die Vereinzelung und Vereinsamung überwinden kann. Ich wünsche mir eine Entwicklung im Sinne eines Bewusstseins, das dazu beiträgt, dass wir alle miteinander verbunden und voneinander abhängig sind. Das würde zu einer gemeinsamen Gestaltung des Zusammenlebens aller Menschen führen, in der unterschiedliche Geschlechter- und andere Zugehörigkeiten sowie persönliche Potentiale nicht mehr verschiedenen Bewertungen unterliegen, sondern in einer Selbstverständlichkeit geschätzt, anerkannt und gelebt werden dürfen.

Wenn wir Frauen es schaffen, unsere Stärken und unsere Leibweisheit wieder zu erkennen, zu spüren, zu würdigen und zu nutzen, dann haben wir sowohl Eigenmacht und innere Freiheit als auch politisch-gesellschaftliche Macht gewonnen.

Die „glückliche" Gebärmutter

Dank

Vielen Dank an meine Klientinnen und die Teilnehmerinnen der Studie zu meiner Doktorarbeit, die bereitwillig ihre Erfahrungen mit mir geteilt haben, die hier in dieses Buch miteingeflossen sind. Mein besonderer Dank gilt der Betreuerin meiner Dissertation, Professor Marion Elias, die mir von Anfang an Vertrauen entgegengebracht hat, und meiner Zweitbegutachterin, Professor Eva Flicker für ihr Interesse und ihre Wertschätzung. Einen großen Dank an meine Freundin und Kollegin, Mag. Andrea Reiter, für die Durchführung von Interviews und fürs Korrekturlesen, wofür ich mich auch bei meiner Freundin, Mag. Barbara Mann, bedanken möchte.

Ein inniges Dankeschön an meinen Partner Friedrich Mannhal, der mir moralisch und in allen computertechnischen Fragen zur Seite gestanden hat. Bei meiner Tochter Momo und bei meinem Sohn Paul möchte ich mich dafür bedanken, dass sie durch meine Gebärmutter auf die Welt kamen und so wertvolle junge, selbstbewusste Menschen sind, die gut auf sich achten. Und bei meinen Eltern, insbesondere meiner Mutter und meinen beiden Großmüttern, bedanke ich mich, dass ich als Mädchen auf diese Welt gekommen bin und mich für unsere weibliche Würde einsetzen darf.

Die Autorin

Mag. Dr. phil. Gabriele Pröll, Jahrgang 1959, ist Diplompäda-gogin mit langjähriger Erfahrung als Umweltberaterin, Trainerin für Wirtschafts- und Sozialkompetenz und als Gruppendynamik-trainerin, die nach einem Studium in Bildungswissenschaft und Frauenforschung seit 2002 als selbständige Lebens- und zertifizierte Wildwuchs-Beraterin tätig ist.

Neben Vorträgen und der Einzelberatung hält sie Gruppense-minare in Selbstheilung und Gesundes Coaching im Beruf und ist als Kräuterpädagogin und Moon-Mother unterwegs. Für ihre Be-ratungspraxis hat sie eigene Elemente der Selbstheilungsarbeit entwickelt, wie Heil- und Ritualarbeit in der Natur, Beratung im Gehen (Goaching®) und Techniken zu Ursachenlösung, und sich in Gebärmutterselbstmassage und manueller Gebärmutteraufrichtung nach Dr. Rosita Arvigos Technik der Maya Abdominal Therapy® (AT-MAT) ausbilden lassen.

Gabriele Pröll, Autorin mehrerer Bücher wie »Meine Tage: Quelle weiblicher Kraft und Intuition« und »Das Geheimnis der Menstruati-on«, ist Initiatorin eines Forschungsprojekts zum Thema Menstruation, das sie gemeinsam mit dem Institut für angewandte Sozialforschung durchgeführt hat. Aus diesem Projekt heraus sind für Frauen und spezi-ell für junge Mädchen Workshops und Initiationsfeiern in Schulen, im roten Zelt oder in der Natur entstanden. Im Rahmen ihres Doktorats-studiums hat sie als erste abgeschlossene wissenschaftliche Arbeit eine Studie zur Methode Wildwuchs® erstellt.

Kontakt: Dr. phil. Gabriele Pröll
mail@gabrieleproell.at
www.gabrieleproell.at, www.pröll.info
Fon: +43(0)699 14703657

Die „glückliche" Gebärmutter

Literatur- und Linkliste

Agentur der Europäischen Union für Grundrechte (FRA) (2014): Studie zur Gewalt an Frauen, PDF zum download http://fra.europa.eu/de/publication/2014/gewalt-frauen-erhebung-ergebnisse-auf-einen-blick

Bauer, Joachim (2006): Warum ich fühle, was du fühlst, Wilhelm Heyne Verlag

Brodil, Liselotte; Pröll, Gabriele; Reiter, Andrea (2006): Die Menstruation – Wesentliches Element des Frauseins oder abzuschaffendes Übel? Forschungsbericht unter http://pröll.info/publikationen

Brody, Howard; Brody, Daralyn (2002): Der Placebo-Effekt, die Selbstheilungskräfte unseres Körpers, DTV

Buse, Gunhild (2003): »... als hätte ich ein Schatzkästlein verloren.« Hysterektomie aus der Perspektive einer feministisch-theologischen Medizinethik, LIT-Verlag

Debus, Gerlinde (2010): Gebärmutterentfernung!? Organerhaltende Operationsmethoden bei Erkrankungen der Gebärmutter. Eine Entscheidungshilfe für betroffene Frauen, Diametric Verlag

Dossey, Larry (2010): Heilende Worte. Die Kraft der Gebete und die Macht der Medizin, Crotona Verlag

Faro, Marlene (2002): An heymlichen orten, Reclam Verlag

Frauengesundheitszentrum Göttingen e. V. (Hrsg.) (2003): Selbstbestimmung der Frau in Gynäkologie und Geburtshilfe, Frauengesundheit, Band 3, Vandenhoeck & Ruprecht Verlag

Gläßel, Maria-Lena (2010): Werbeopfer Frau? Beeinflussung weiblicher Körperwahrnehmung durch die Schönheitsideale der Werbung, Büchner Verlag

Haarmann, Claudia (2008): Unten rum. Die Scham ist nicht vorbei, Knaur Taschenbuch Verlag

Hauptverband der österreichischen Versicherungsträger (2013): Kompetent als Patientin und Patient. Kostenlose Broschüre zum download www.hauptverband.at/kompetentalspatient

Hay, Louise Lynn (1997): Die Kraft einer Frau. Der weibliche Weg zur Selbstheilung, Heyne Verlag

Hüther, Gerald (2008): Die Macht der inneren Bilder, Vandenhoeck & Ruprecht

Junge, Sebastian; Palu, Daniele; Schön, Friederike: Selbstheilung – Die geheime Macht in uns, In: Welt der Wunder (2/2007), Heinrich Bauer Verlag

Kaiser, Susanne (2012): Moderne Kräutermedizin: Mit Medical Herbalist Susanne Kaiser gut durchs Jahr, CalamusLife

Kirn, Thomas (2005): Imaginative Verfahren bei Angststörungen, Psychotherapie im Dialog No. 4

Koppe, Angelika (2005): Dein Körper ist ein weiser Coach: Körperorientiertes Training im Beruf, Diametric Verlag

Koppe, Angelika (2012): Mut zur Selbstheilung, Eigenverlag

Koppe, Angelika (2013): Selbstheilung bei Endometriose, Verlag Nymphenburger

Kuby, Clemens (2008): Unterwegs in die nächste Dimension: Meine Reise zu Heilern und Schamanen, Goldmann Verlag

Madejsky, Margret (2009): Lexikon der Frauenkräuter, AT-Verlag

Méritt, Laura (2012): Frauenkörper neu gesehen, Orlanda Frauenverlag

Morris, Desmond (2004): Die nackte Eva: Der weibliche Körper im Wandel der Kulturen, Heyne Verlag

Northrup, Christiane (1999): Frauenkörper – Frauenweisheit: Wie Frauen ihre ursprüngliche Fähigkeit zur Selbstheilung wiederentdecken können, Zabert Sandmann Verlag

Northrup, Christiane (2012): Weisheit der Wechseljahre: Selbstheilung, Veränderung und Neuanfang in der zweiten Lebenshälfte, Goldmann Verlag

Orbach, Susie (2010): Bodies: Schlachtfelder der Schönheit, Arche-Verlag

Pröll, Gabriele (2000): Das Geheimnis der Menstruation, Dipl.-Arbeit, Universität Wien

Pröll, Gabriele (2002): Meine Tage: Quelle weiblicher Kraft und Intuition, Verlag Herman Bauer

Pröll, Gabriele (2013): Innere Bilder in Selbstheilungsprozessen bei Frauen mit Unterbauchbeschwerden am Beispiel der Methode Wildwuchs®, Dissertation, Universität für angewandte Kunst, Wien

Reddemann, Luise (2001): Imagination als heilsame Kraft, Klett-Cotta

Rennert, Udo & von Struve, Andrea (1995): Die Sprache der Göttin, Verlag Zweitausendeins

Revenstorf, Dirk (2008): Hypnotherapie bei körperlichen Symptomen, Psychotherapie im Dialog, 9. Jg., No. 3

Schie, Christiane van (2010): Im Schoß der Erdmutter, Klein Jasedow, Drachenverlag

Schmid, Gary Bruno (2010): Selbstheilung durch Vorstellungskraft, Springer-Verlag

Simonton, O. Carl; Matthews Simonton, Stephanie; Creighton, James (2003): Wieder gesund werden, Hamburg, Rowohlt Tb Verlag

Steinberger, Kathrin (2013): So leben wir mit Endometriose, Edition Riedenburg

Stopczyk-Pfundstein, Annegret (2003): Sophias Leib. Der Körper als Quelle der Weisheit, Books on Demand GmbH

Walker, Barbara G. (2001): Die weise Alte, Verlag Frauenoffensive

Zizenbacher, Petra Maria Orina (2011): Naturheilkunde für die ganze Familie, Verlag Freya

Zschirnt, Christiane (2009): Wir sind schön: Plädoyer für eine gelassene Weiblichkeit, Goldmann Verlag

Links zur Selbstheilungsarbeit:

www.angelikakoppe.de
www.gabrieleproell.at
www.selbstheilungsarbeit.at
www.wildwuchsberatung.eu

www.arvigotherapy.com
www.calamuslife.com/calamuslife/susanne-kaiser/
www.menstruationshuette.at
www.mirandagray.co.uk/

Sachregister

Die „glückliche" Gebärmutter

Depressionen 49, 58
Diagnose, -system, -verlauf 46, 54, 57 ff, 62, 91
Distanz 89 f, 110, 124, 138, 140
Dopamin 82
Drachenkraft 86
Durchblutung 32, 116, 119, 120
Dysmenorrhoe 29
Egoistisch 21, 123
Ehe 25 f, 55, 70
Eierstock 53 f, 88 f, 105, 133
Eigenmacht 62 ff, 84, 173, 176
Eizelle 15, 28
Eltern 70, 93, 128, 130, 131 ff, 177
Embolisation 51, 84, 191
Emotionales Zentrum 82
Endometriose 8, 29 f, 46, 49, 51, 52, 53 f, 55, 64, 106 f, 172
Energiearbeit 93
Energiemangel 115
Entspannungstechniken 41
Entstehungsgeschichte 150
Erinnerung, -sbilder 39, 136
Erotik 139
Erschöpfung 93
Faden, Lebensfaden 23, 83, 137 f
Fahrzeug 135 f
Familie, -nangehörige 20, 35 f, 66, 74, 113, 136, 142
Fantasie 14, 136, 144
Farben 42, 43, 44, 52, 102, 135, 161, 167
Feministin, feministisch 13, 18, 179
Feucht, Feuchtigkeit 116, 146, 167
Feuer, -kessel 116 f, 154 ff, 162
Fötus 12, 25
Frauenbild 8, 32, 35 ff, 79, 88, 89 ff, 138 ff
Frauenkräuter s. Kräuter
Frauenthemen 33
Frausein 139, 179
Freudebiographie 121
Fröhlich, Fröhlichkeit 100, 139 f
Fruchtbarkeit, -srituale 15 ff, 24, 25, 29 f, 32, 42, 81, 103, 166, 168, 169 f, 172 f
Fruchthalter 13
Fußbäder 115
Ganzheitlichkeit 59, 60 f, 65
Garten 13, 43, 66 ff, 76, 160, 170
Gebärmutterentfernung, -operation 25, 26 f, 176
Gebärmutterschleimhaut 29, 168
Geburt, -shilfe, -srituale 12 f, 15, 17, 24, 26, 27, 44, 49, 58, 63 f, 66, 142, 175
Gefühlswelt 127
Geheimnis 14, 15, 18 f, 178, 180
Gehirn, -forschung 35, 39 f, 41, 82, 129, 136
Geliebte 20

Die „glückliche" Gebärmutter

Kerze137 f, 143, 160
Kinder, -kriegen, -wunsch 8, 12 f, 13 f, 15 ff, 20 f, 23, 25, 26, 28, 32, 40
Kinderlos 51
Kindheit 16, 130
Kindsmord 24
Kirche 17, 19 f, 25, 128
Konflikt, -fähig, -thema 21, 71, 86 f, 90, 91
Königinnensitz 34, 115 f
Kopfschmerz 115
Körpererkundung 92, 99, 101 ff, 140, 145 ff
Körperlandschaft 65 ff, 150
Körper-säfte, -weisheit 11, 12, 54
Korsett 25, 31 ff
Krankheitsgewinn 105, 122, 123, 125
Kräuter, -medizin, -wanderung 74, 116 f, 163 f, 169, 170 f, 173, 178, 180
Kriegs-, Nachkriegszeit 89
Krise, krisenhafter Zustand, Krisenzeiten 33, 36, 37, 57 f, 64, 69, 87, 99, 130
Kröte 17, 18 f, 102 f
Kuschelig 44, 100
Küssen 66
Lachen 112, 139 f
Lampe 154, 155
Lavendelöl 116, 160
Lebenskultur, -muster 34, 73, 88
Leibweisheit 78, 176
Leinwand 148 f, 149, 150 f, 152 f, 158 f
Lendenwirbelsäule 120
Licht, -kugel 81 f, 117, 148, 154, 155
Liebe, -strank, liebevoll 13, 14, 30, 32 f, 56, 72, 79, 87, 116, 130, 139, 168 f
Lieblos 104
Lösungsorientiert 45 ff, 49, 51
Loslassen 33, 59, 70, 71 ff, 118, 119, 120, 143 f, 163
Lust, -lippen, -voll 8, 14, 20, 21, 22 ff, 27, 32 f, 33, 34, 35, 41, 55, 66, 73, 77, 80,
84, 85 f, 88, 89, 112, 117 f, 118 f, 123, 124, 138, 139 f, 169, 171, 173
Lustig 43
Mädchen 15, 20, 21, 27 f, 58, 77, 79, 87, 131 f, 177, 178
Mangelhaftigkeit 21, 31
Masochismus 23
Massage 78, 117, 172, 178
Maya Abdominal Therapy® 172, 178
Meditation 116, 172
Medizin, -industrie 12 f, 27 ff, 46 f, 56, 57 ff, 60, 61, 62 ff, 65, 106 f, 179
Mensblüte 161
Menstruation, -sbeschwerden, -sblut, -sschmerzen, -szelt 8, 12, 17, 18 ff, 24, 26
ff, 29 f, 33 f, 49, 65, 72, 86, 106, 115, 116, 121, 125, 126, 131, 164 f, 168 ff,
175, 178
Migräne 49
Missbildungen 15, 179
Missbrauch, sexueller 22, 67, 70, 86
Monatshygieneartikel 120

Die „glückliche" Gebärmutter

Die „glückliche" Gebärmutter

Quellenverzeichnis

1 Duden, Barbara (1987): *Geschichte unter der Haut*, Stuttgart, Klett-Cotta Verlag
2 Duden, Barbara (1991): *Geschlecht, Biologie, Körpergeschichte*, in: Feministische Studien 9, Heft 2, S. 105 - 122, Hannover, Feministische Studien e.V.
3 Pröll, Gabriele (2004): S. 37
4 Buse, Gunhild (2003): *... als hätte ich ein Schatzkästlein verloren*. Münster,LIT-Verlag, S. 172 f
5 Diepgen, Paul (1937): *Die Frauenheilkunde der alten Welt*, München, J.F. Bergmann Verlag, S. 219
6 www.artedea.net/index.php?option=com_content&task=view&id=262&Itemid=49
7 Schroer, Silvia; Staubli, Thomas (1998): *Die Körpersymbolik der Bibel*, Darmstadt, Gütersloher Verlagshaus, S .80 und 83
8 Getty, Adele (1993): *Göttin*, München, Kösel Verlag, S. 8 f
9 Pröll, Gabriele (2004): a.a.O., S. 38
10 Pröll, Gabriele (2004): a.a.O., S. 38 f
11 Francia, Luisa (1996): *Drachenzeit, S. 28 f,* München, Verlag Frauenoffensive
12 Shuttle, Penelope; Redgrove, Peter (1988): *Die weise Wunde Menstruation,* Frankfurt am Main, Fischer Verlag, S. 204
13 Walker, Barbara (2001): *Die weise Alte*, München, Verlag Frauenoffensive, S. 127
14 Voss, Jutta (1988): *Das Schwarzmondtabu*, Zürich, Kreuz Verlag, S.148, 154
15 Buse, Gunhild (2003): a.a.O., S. 134 - 135
16 Buse, Gunhild (2003): a.a.O., S. 14 f
17 Runge, Max (1900): *Das Weib in seiner geschlechtlichen Eigenart*, Berlin, Verlag Julius Springer, S.18
18 Beck, Dieter (1985): *Krankheit als Selbstheilung*, Frankfurt am Main, Surkamp, S. 55
19 Faro, Marlene (2002): *An heymlichen Orten*, Leipzig, Reclam Verlag, S. 75 ff
20 Hess, Simone (2002): Entkörperungen - Suchbewegungen zur (Wieder-)Aneignung von Körperlichkeit, Opladen, Leske + Budrich, S. 107
21 http://de.wikipedia.org/wiki/Hysterie
22 Angier, Natalie (2000): *Frau, eine intime Geographie des weiblichen Körpers*, München, Bertelsmann Verlag, S.131
23 Ehret, Barbara (1994): *Gebärmutter. Das überflüssige Organ?*, Berlin, Rowohlt Verlag
24 FGZ e.V. (2007): *Clio 65, Zeitschrift für Frauengesundheit*, 32. Jahrgang, Berlin, S. 9
25 Dr. Stöger Alois, österr. Gesundheitsminister, Mittagsjournal, Ö1, 29.9.2011
26 Frey, Odette (2000): *Das neue Periodensystem. 450 Monatsblutungen sind zuviel. Forscher wollen die Menstruation abschaffen*, In: Die Zeit Nr. 26, 21.6.2000, Hamburg, Zeitverlag Gerd Bucerius GmbH & Co. KG, S. 35
27 Buchta, Dagmar (2012): *Eine Außerirdische unter Gleichaltrigen – Wechseljahre,* In: http://diestandard.at/1347492829111
28 Bergler, Reinhold (1984): *Psychohygiene der Menstruation*, Bern, Verlag Hans Huber, S. 109 f
29 Pröll, Gabriele (2004): a.a.O., S. 97 ff

Die „glückliche" Gebärmutter

30 http://www.eva-info.at/was-ist-endometriose
31 Der Forschungsbericht kann von der Homepage der Autorin heruntergeladen bzw. bei ihr direkt bestellt werden.
32 www.menstruationshuette.at
33 Hüther, Gerald (2008): *Die Macht der inneren Bilder*, Göttingen, Vandenhoeck & Ruprecht, 4. Auflage, S. 58 f
34 Bauer, Joachim (2006): a.a.O., S. 55 f
35 Achterberg, Jeanne (1993): *Die Frau als Heilerin*, München, Goldmann Verlag
36 Junge, Sebastian; Palu, Daniele; Schön, Friederike: *Selbstheilung - Die geheime Macht in uns*, In: Welt der Wunder 2/07, Hamburg, Heinrich Bauer Verlag, S. 14
37 ebd., S. 12 ff
38 Hüther, Gerald (2008): *Die Macht innerer Bilder*, Göttingen, Vandenhoeck & Ruprecht, S. 58 f
39 Schmid, Gary Bruno (2010): *Selbstheilung durch Vorstellungskraft*, Wien, Springer Verlag, S. 116
40 Gruzelier, John (2002): A Review oft he Impact of Hypnosis, Relaxation, Guidet Imagery and Individual Differences on Aspects of Immunity and Health. Stress 5 (2), S. 147 - 163
41 Bauer, Joachim (2006): *Warum ich fühle, was du fühlst*, München, Wilhelm Heyne Verlag, 8. Aufl. S. 26
42 Hügler, Stephanie (2008): *Hypnotherapie: Heilung durch innere Bilder*, Stuttgart, Georg Thieme Verlag KG ; Signer-Fischer, Susy (2006): *Hypnose mit Kindern und Jugendlichen*, Psychotherapie im Dialog, 7.Jg., No. 1., S. 29, Revensdorf, Dirk (2008): *Hypnotherapie bei körperlichen Symptomen*, Psychotherapie im Dialog, 9. Jg., No.3, e1- e8
43 Simonton, O. Carl; Matthews Simonton, Stephanie; Creighton, James (2003): *Wieder gesund werden*, Hamburg, Rowohlt Taschenbuch Verlag
44 Leuner von Huber, Hanscarl (2008): *Katathym-imaginative Psychotherapie*, Stuttgart, Georg Thieme Verlag KG
45 Weed, Susan S. (1996): *HeilWeise*, München, Verlag Frauenoffensive, 3. Aufl. S. 23 ff
46 Die ungekürzte Studie kann als Dissertation direkt bei mir angefordert werden: mail@gabrieleproell.at
47 Bei einer Embolisation werden mittels eines Katheders in jede der beiden, die Gebärmutter versorgenden Arterien kleine Kunststoffpartikel injiziert, die die Blutversorgung des Myoms ausschalten und das Myomgewebe zum Absterben bringen, während die gesunde Gebärmutter nicht in Mitleidenschaft gezogen wird. Die Embolisation stellt bei beschwerdeverursachenden Gebärmuttermyomen eine wirksame Behandlungsalternative zur Operation dar.
48 Gebärmutterpolypen sind gutartige Schleimhautwucherungen, die im Bereich des Gebärmutterhalses oder in der Gebärmutterhöhle entstehen.
49 Heintel, Peter (2008): *Warum gibt es nur eine Gesundheit und so viele Krankheiten?* In: Granig, P. (Hrsg.): 1st Austrian Health Economics Forum 2008: Trends, Herausforderungen und Entwicklungen am europäischen Gesundheitsmarkt. Klagenfurt: Hermagoras 2008, S. 134 -183.
50 Zeitschrift Profil, Nr. 25, Juni 2013, die psychiatrisierte Gesellschaft, S. 71 ff
51 Blech, Jörg (2003): *Die Abschaffung der Gesundheit*, In: Der Spiegel, Hamburg, Spiegel Verlag, No. 33, S. 116 ff

52 vgl. Pröll, Gabriele (2004): a.a.O. S. 104
53 Pfeifer, Wolfgang (1999): *Etymologisches Wörterbuch des Deutschen*, München, dtv Verlag, 4.Taschenbuchausgabe, S. 523 f
54 Junge, Palu, Schön, a.a.O., S. 12 ff
55 Kuby, Clemens (2012): Mental Healing, Kösel-Verlag, München
56 Heintel, Peter: *Wissenschaftstheoretische Anmerkungen zum Thema »Selbstorganisation«*. In: P. Heintel, L. Krainer, I. Paul-Horn (Hrsg.): Selbstorganisation. IKN-Forschungstag 2008. Bd. 11 der »Klagenfurter Beiträge zur Interventionsforschung«, Klagenfurt 2012, S. 137 f
57 vgl. Fritzsche, Claus (2010): Interview mit Bettina Berger: *Wie chronisch Kranke zu kompetenten Managern ihrer Erkrankung werden*: http://dzvhae-homoepathie-blog.de/?p=574
58 Debus, Gerlinde (2012): Gebärmutterentfernung?! Organerhaltende Operationsmethoden bei Erkrankungen der Gebärmutter. Eine Entscheidungshilfe für betroffene Frauen, Diametric, Würzburg, S. 11
59 vgl. Koppe, Angelika (2012): Mut zur Selbstheilung, Eigenverlag, S. 14
60 vgl. ebd., S. 29 ff
61 vgl. ebd., S. 34
62 vgl. ebd., S. 113
63 vgl. Pfeifer, Wolfgang, a.a.O., S. 523 f
64 vgl. Schmid, Gary Bruno (2010): a.a.O., S. 154
65 Luczak, Hania (2000): *Wie der Bauch den Kopf bestimmt*, In: GEO, Hamburg, Verlagshaus Gruner und Jahr (Hrg.), Nr.11, S.136
66 www.frauenseminar-bodensee.ch/Hinter_Kulissen/Presse/frauen_maenner.php
67 vgl. Koppe, Angelika (2012): a.a.O., S. 93 f
68 vgl. ebd., S. 79
69 vgl. ebd., S. 80
70 vgl. Schmid, Gary Bruno, a.a.O., S. 256
71 de Saint-Exupery, Antoine (1948): *Citadelle* posthum; unvollendet. In: *Die Stadt in der Wüste*, Düsseldorf, Karl Rauch (2009)
72 vgl. Koppe, Angelika (2012): a.a.O., S. 105 ff
73 vgl. ebd., S. 67
74 vgl. ebd., S. 91
75 vgl. ebd., S. 92 f
76 vgl. ebd., S. 116
77 vgl. ebd., S. 140 f
78 Pröll, Gabriele; Das Geheimnis der Menstruation; das Buch ist vergriffen, kann aber noch direkt über die Homepage der Autorin bestellt werden.
79 vgl. Pröll, Gabriele (2004): a.a.O., S. 228
80 Oblasser, Caroline: *Regelschmerz ade! Die freie Menstruation*: Methoden ohne Binden, Tampons und Co., Edition Riedenburg, Salzburg
81 vgl. Koppe, Angelika (2012): S. 140 f

Die „glückliche" Gebärmutter